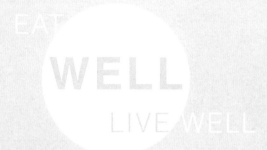

知食记

日期：　/　　/

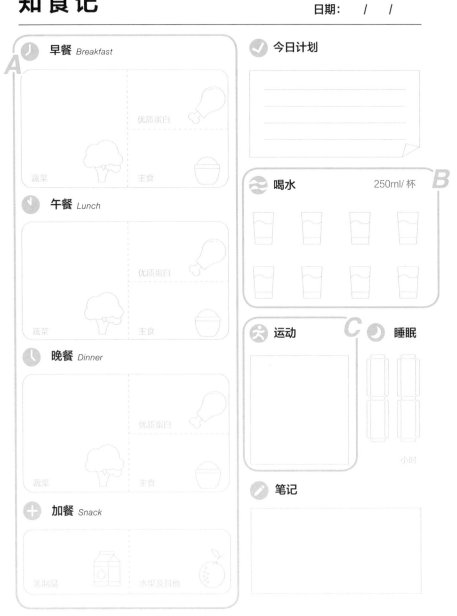

A
早餐 *Breakfast*
优质蛋白
蔬菜
主食

午餐 *Lunch*
优质蛋白
蔬菜
主食

晚餐 *Dinner*
优质蛋白
蔬菜
主食

加餐 *Snack*
乳制品
水果及其他

今日计划

B
喝水　　250ml/ 杯

C
运动　　睡眠
小时

笔记

手账使用说明

A 早/午/晚/加餐

蔬菜

每餐有跟主食差不多大小的一份蔬菜(熟)，深绿色、橙黄/橙红色，红紫色等深色蔬菜占一半。

如果是生吃，一碗蔬菜的份量在体积上会更大。腐皮等豆制品，粉皮等淀粉制品不是蔬菜。

优质蛋白（豆、鱼、肉、蛋）

每餐一掌心大小的份量；每周吃蛋≤7个。

"肉"类的选择优先顺序为：鱼 > 禽（鸡、鸭） > 畜（猪、牛、羊），以避免摄入过多饱和脂肪。

主食

每餐一碗的份量，至少1/3是杂粮。

可选择的杂粮有全谷物，比如糙米、燕麦、玉米；薯类，比如马铃薯；以及杂豆，比如红豆、绿豆、芸豆。

藕、蚕豆、菱角等含淀粉多的蔬菜，如果吃的多，就要适当减少当餐主食份量。

乳制品

每天1—2杯。

一杯牛奶可以用一杯无糖酸奶或者2片奶酪替换。

水果

每天200—350g新鲜水果。

果汁不能代替新鲜水果。血糖或者甘油三脂高的人，水果更要适量吃。

❶ 不必为某一餐的结构太纠结，各餐次间、一段时间里动态平衡即可

❶ 注意烹饪方式和多样化，种类多一点

B 喝水

成年男性和女性的饮水适宜摄入量分别是1.7L/d和1.5L/d。作为计量单位的"杯"，大小在200—250ml之间，折算下来大约是6—8杯。

这里的"水"，包括了白开水和来自其他饮品的液体。 ❶ 选择饮品时注意添加糖

具体到个人，要考虑温度、活动量、身体状况等。水喝没喝够，一个便捷的评估方法是观察尿液颜色：淡黄色意味着身体水分充足，明黄色说明轻、中度缺水，或正在服用补充剂。

C 运动

除了主动去跑步、去健身房锻炼之外，做家务、打扫房间、遛狗、逛街……各种打破"久坐"状态的活动，都可以记录在"运动"一栏中。

知 食 记 *Foodie's Journal*

日期：　/　/

🕐 **早餐** *Breakfast*

优质蛋白

蔬菜　　　　主食

🕐 **午餐** *Lunch*

优质蛋白

蔬菜　　　　主食

🕐 **晚餐** *Dinner*

优质蛋白

蔬菜　　　　主食

➕ **加餐** *Snack*

乳制品　　　　水果及其他

✅ **今日计划**

🌊 **喝水**　　　　250ml/ 杯

🏃 **运动**　　　🌙 **睡眠**

小时

✏️ **笔记**

知食记 *Foodie's Journal*

日期： / /

🕐 **早餐** *Breakfast*

优质蛋白

蔬菜　　　　主食

🕐 **午餐** *Lunch*

优质蛋白

蔬菜　　　　主食

🕐 **晚餐** *Dinner*

优质蛋白

蔬菜　　　　主食

➕ **加餐** *Snack*

乳制品　　　　水果及其他

✅ **今日计划**

〰️ **喝水**　　　　250ml/ 杯

🏃 **运动**　　　🌙 **睡眠**

小时

🖊️ **笔记**

知食记 *Foodie's Journal*

日期： / /

🕐 早餐 *Breakfast*

优质蛋白

蔬菜　　　　　　主食

🕐 午餐 *Lunch*

优质蛋白

蔬菜　　　　　　主食

🕐 晚餐 *Dinner*

优质蛋白

蔬菜　　　　　　主食

➕ 加餐 *Snack*

乳制品　　　　　水果及其他

✅ 今日计划

〜 喝水　　　　250ml/ 杯

☆ 运动

🌙 睡眠

小时

✏️ 笔记

知食记 *Foodie's Journal*

日期： /   /

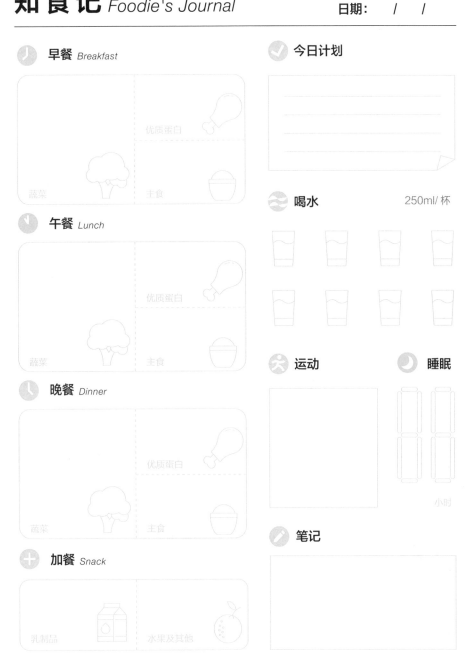

🕐 **早餐** *Breakfast*

优质蛋白

蔬菜　　主食

🕐 **午餐** *Lunch*

优质蛋白

蔬菜　　主食

🕐 **晚餐** *Dinner*

优质蛋白

蔬菜　　主食

➕ **加餐** *Snack*

乳制品　　水果及其他

✔️ **今日计划**

🌊 **喝水**　　250ml/ 杯

✖️ **运动**　　🌙 **睡眠**

小时

✏️ **笔记**

知食记 *Foodie's Journal*

日期: ／ ／

🕐 **早餐** *Breakfast*

优质蛋白

蔬菜　　　　主食

🕐 **午餐** *Lunch*

优质蛋白

蔬菜　　　　主食

🕐 **晚餐** *Dinner*

优质蛋白

蔬菜　　　　主食

➕ **加餐** *Snack*

乳制品　　　　水果及其他

✅ **今日计划**

🌊 **喝水**　　　　250ml/ 杯

🏃 **运动**　　　🌙 **睡眠**

小时

✏️ **笔记**

知食记 *Foodie's Journal*

日期： / /

🕐 **早餐** *Breakfast*

优质蛋白

蔬菜　　　主食

🕐 **午餐** *Lunch*

优质蛋白

蔬菜　　　主食

🕐 **晚餐** *Dinner*

优质蛋白

蔬菜　　　主食

➕ **加餐** *Snack*

乳制品　　　水果及其他

✓ **今日计划**

🌊 **喝水**　　　250ml/ 杯

✶ **运动**　　　🌙 **睡眠**

小时

🖊 **笔记**

知食记 *Foodie's Journal*

日期： / /

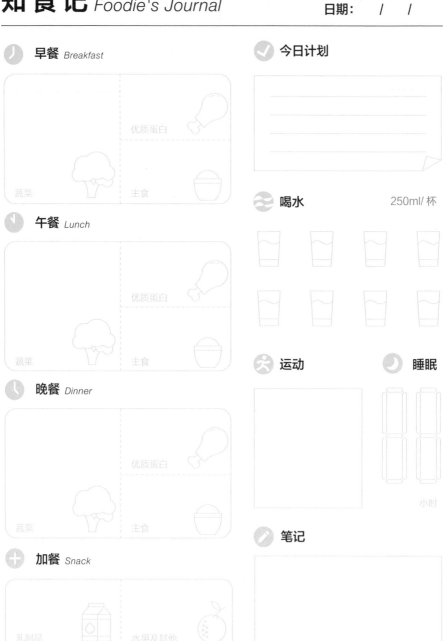

🕐 **早餐** *Breakfast*

优质蛋白

蔬菜　　　　　主食

🕐 **午餐** *Lunch*

优质蛋白

蔬菜　　　　　主食

🕐 **晚餐** *Dinner*

优质蛋白

蔬菜　　　　　主食

➕ **加餐** *Snack*

乳制品　　　　水果及其他

✅ **今日计划**

〰 **喝水** 　　　　250ml/ 杯

🏃 **运动**　　　🌙 **睡眠**

小时

✏ **笔记**

知食记 *Foodie's Journal*

日期：　／　／

早餐 *Breakfast*

优质蛋白

蔬菜　　　　　主食

午餐 *Lunch*

优质蛋白

蔬菜　　　　　主食

晚餐 *Dinner*

优质蛋白

蔬菜　　　　　主食

加餐 *Snack*

乳制品　　　　水果及其他

今日计划

喝水　　　250ml/ 杯

运动　　　　　　睡眠

小时

笔记

知食记 *Foodie's Journal*

日期：　/　/

🕐 早餐 *Breakfast*

优质蛋白

蔬菜　　主食

🕐 午餐 *Lunch*

优质蛋白

蔬菜　　主食

🕐 晚餐 *Dinner*

优质蛋白

蔬菜　　主食

➕ 加餐 *Snack*

乳制品　　水果及其他

✅ 今日计划

〰 喝水　　　　250ml/ 杯

✖ 运动　　　　🌙 睡眠

小时

✏ 笔记

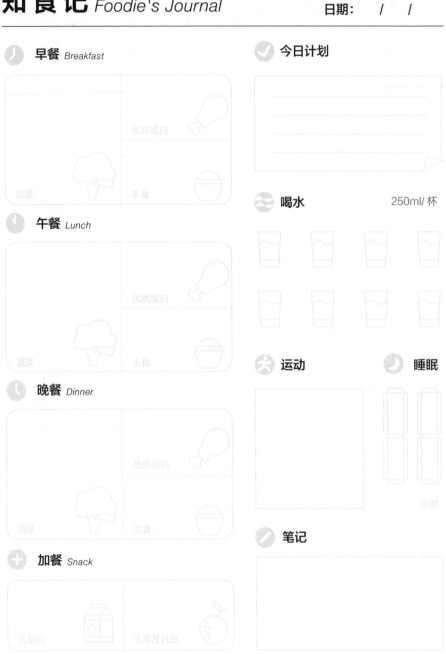

知食记 *Foodie's Journal*

日期： / /

🕐 **早餐** *Breakfast*

优质蛋白

蔬菜　　　　　主食

🕐 **午餐** *Lunch*

优质蛋白

蔬菜　　　　　主食

🕐 **晚餐** *Dinner*

优质蛋白

蔬菜　　　　　主食

➕ **加餐** *Snack*

乳制品　　　　水果及其他

✅ **今日计划**

🌊 **喝水**　　　　250ml/ 杯

🏃 **运动**　　　🌙 **睡眠**

小时

✏️ **笔记**

知食记 *Foodie's Journal*

日期: / /

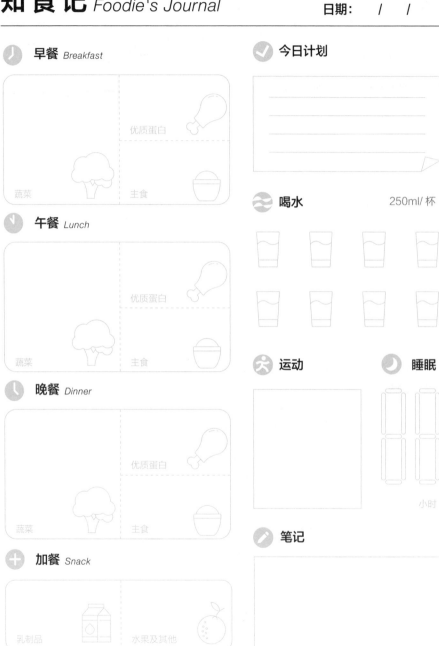

🕐 **早餐** *Breakfast*

优质蛋白

蔬菜　　主食

🕐 **午餐** *Lunch*

优质蛋白

蔬菜　　主食

🕐 **晚餐** *Dinner*

优质蛋白

蔬菜　　主食

➕ **加餐** *Snack*

乳制品　　水果及其他

✅ **今日计划**

〰️ **喝水**　　250ml/ 杯

🏃 **运动**　　🌙 **睡眠**

小时

🖊️ **笔记**

知食记 *Foodie's Journal*

日期： / /

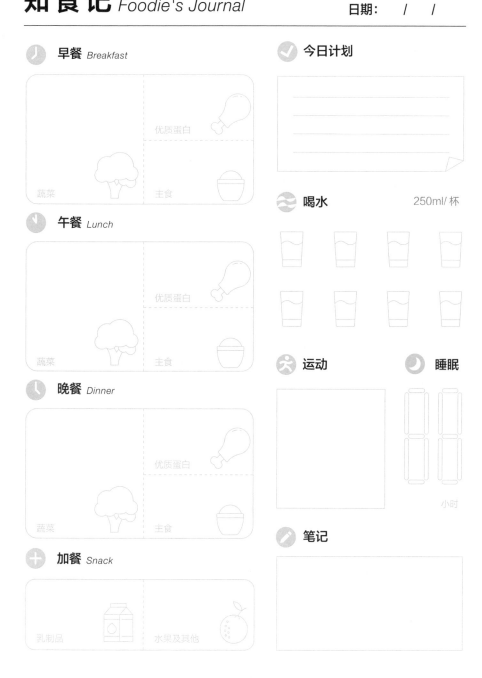

🕐 **早餐** *Breakfast*

优质蛋白

蔬菜　　　主食

🕐 **午餐** *Lunch*

优质蛋白

蔬菜　　　主食

🕐 **晚餐** *Dinner*

优质蛋白

蔬菜　　　主食

➕ **加餐** *Snack*

乳制品　　　水果及其他

✅ **今日计划**

〰️ **喝水**　　250ml/ 杯

🏃 **运动**　　🌙 **睡眠**

小时

✏️ **笔记**

知食记 *Foodie's Journal*

日期：　／　／

🕐 **早餐** *Breakfast*

优质蛋白

蔬菜　　　主食

🕐 **午餐** *Lunch*

优质蛋白

蔬菜　　　主食

🕐 **晚餐** *Dinner*

优质蛋白

蔬菜　　　主食

➕ **加餐** *Snack*

乳制品　　　水果及其他

✅ **今日计划**

〰️ **喝水**　　　250ml/ 杯

🏃 **运动**　　　🌙 **睡眠**

小时

🖊 **笔记**

知食记 *Foodie's Journal*

日期： ／ ／

早餐 *Breakfast*

优质蛋白

蔬菜　　　　　　主食

午餐 *Lunch*

优质蛋白

蔬菜　　　　　　主食

晚餐 *Dinner*

优质蛋白

蔬菜　　　　　　主食

加餐 *Snack*

乳制品　　　　　水果及其他

今日计划

喝水　　　　　　250ml/ 杯

运动

睡眠

小时

笔记

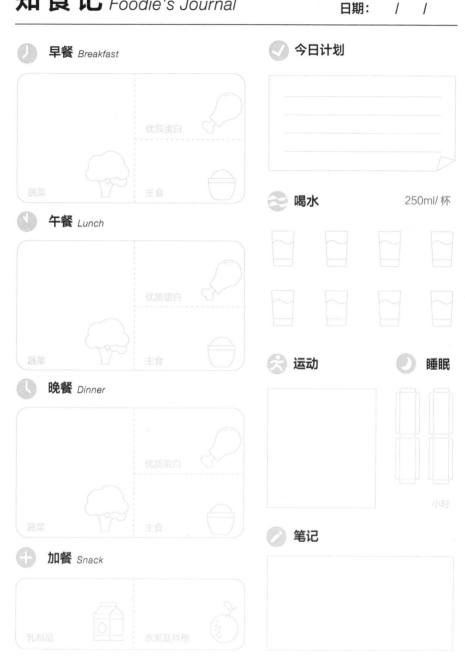

知食记 *Foodie's Journal*

日期：　／　／

🕐 早餐 *Breakfast*

优质蛋白

蔬菜　　　　主食

🕐 午餐 *Lunch*

优质蛋白

蔬菜　　　　主食

🕐 晚餐 *Dinner*

优质蛋白

蔬菜　　　　主食

✚ 加餐 *Snack*

乳制品　　　　水果及其他

✔ 今日计划

≋ 喝水　　　　250ml/ 杯

✖ 运动

☾ 睡眠

小时

✎ 笔记

知食记 *Foodie's Journal*

日期： / /

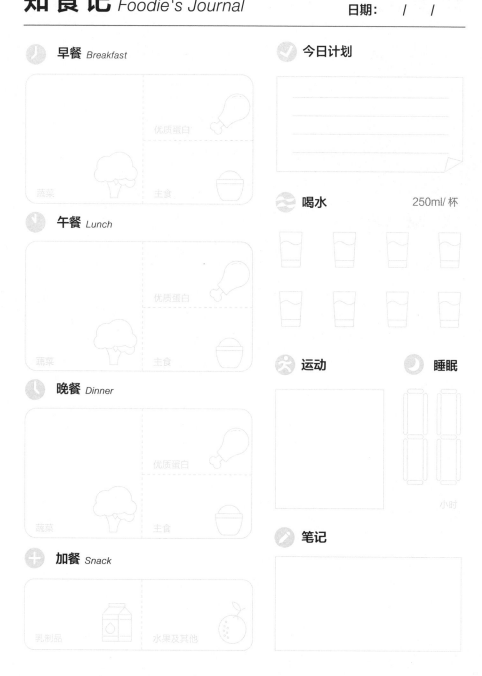

早餐 *Breakfast*

优质蛋白

蔬菜　　　主食

午餐 *Lunch*

优质蛋白

蔬菜　　　主食

晚餐 *Dinner*

优质蛋白

蔬菜　　　主食

加餐 *Snack*

乳制品　　　水果及其他

今日计划

喝水　　　250ml/ 杯

运动　　　睡眠

小时

笔记

知 食 记 *Foodie's Journal*

日期:　　/　　/

早餐 *Breakfast*

优质蛋白

蔬菜　　　　　主食

午餐 *Lunch*

优质蛋白

蔬菜　　　　　主食

晚餐 *Dinner*

优质蛋白

蔬菜　　　　　主食

加餐 *Snack*

乳制品　　　　水果及其他

今日计划

喝水　　　　　250ml/ 杯

运动　　　　　睡眠

小时

笔记

知食记 *Foodie's Journal*

日期：　/　　/

早餐 *Breakfast*

优质蛋白

蔬菜　　　主食

午餐 *Lunch*

优质蛋白

蔬菜　　　主食

晚餐 *Dinner*

优质蛋白

蔬菜　　　主食

加餐 *Snack*

乳制品　　　水果及其他

今日计划

喝水　　　250ml/ 杯

运动　　　**睡眠**

小时

笔记

知食记 *Foodie's Journal*

日期： / /

🕐 **早餐** *Breakfast*

优质蛋白

蔬菜　　　　　主食

🕐 **午餐** *Lunch*

优质蛋白

蔬菜　　　　　主食

🕐 **晚餐** *Dinner*

优质蛋白

蔬菜　　　　　主食

➕ **加餐** *Snack*

乳制品　　　　水果及其他

✅ **今日计划**

🌊 **喝水**　　　　　　250ml/ 杯

☀ **运动**　　　　🕐 **睡眠**

小时

🖊 **笔记**

知食记 *Foodie's Journal*

日期： / /

🕐 **早餐** *Breakfast*

优质蛋白

蔬菜　　　　主食

🕐 **午餐** *Lunch*

优质蛋白

蔬菜　　　　主食

🕐 **晚餐** *Dinner*

优质蛋白

蔬菜　　　　主食

➕ **加餐** *Snack*

乳制品　　　　水果及其他

✅ **今日计划**

💧 **喝水**　　　　250ml/ 杯

🏃 **运动**　　　　🌙 **睡眠**

小时

✏️ **笔记**

知食记 *Foodie's Journal*

日期： / /

🕐 **早餐** *Breakfast*

优质蛋白

蔬菜　　　　主食

🕐 **午餐** *Lunch*

优质蛋白

蔬菜　　　　主食

🕐 **晚餐** *Dinner*

优质蛋白

蔬菜　　　　主食

➕ **加餐** *Snack*

乳制品　　　　水果及其他

✔️ **今日计划**

〰️ **喝水**　　　　250ml/ 杯

🏃 **运动**　　　😴 **睡眠**

小时

✏️ **笔记**

知食记 *Foodie's Journal*

日期：　/　/

🕐 **早餐** *Breakfast*

优质蛋白

蔬菜　　　　主食

🕐 **午餐** *Lunch*

优质蛋白

蔬菜　　　　主食

🕐 **晚餐** *Dinner*

优质蛋白

蔬菜　　　　主食

➕ **加餐** *Snack*

乳制品　　　　水果及其他

✔️ **今日计划**

🌊 **喝水**　　　250ml/ 杯

🏃 **运动**　　　🌙 **睡眠**

小时

🖊️ **笔记**

知食记 *Foodie's Journal*

日期: / /

🕐 **早餐** *Breakfast*

优质蛋白

蔬菜　　　　主食

🕐 **午餐** *Lunch*

优质蛋白

蔬菜　　　　主食

🕐 **晚餐** *Dinner*

优质蛋白

蔬菜　　　　主食

➕ **加餐** *Snack*

乳制品　　　　水果及其他

✅ **今日计划**

〰️ **喝水**　　　250ml/ 杯

✳️ **运动**　　　🕐 **睡眠**

小时

✏️ **笔记**

知食记 *Foodie's Journal*

早餐 *Breakfast*

优质蛋白

蔬菜　　　　　主食

午餐 *Lunch*

优质蛋白

蔬菜　　　　　主食

晚餐 *Dinner*

优质蛋白

蔬菜　　　　　主食

加餐 *Snack*

乳制品　　　　水果及其他

今日计划

喝水

250ml/ 杯

运动

睡眠

小时

笔记

知食记 *Foodie's Journal*

日期: /   /

🕐 早餐 *Breakfast*

优质蛋白

蔬菜   主食

🕐 午餐 *Lunch*

优质蛋白

蔬菜   主食

🕐 晚餐 *Dinner*

优质蛋白

蔬菜   主食

➕ 加餐 *Snack*

乳制品   水果及其他

✅ 今日计划

〰 喝水　　　　　　250ml/ 杯

✳ 运动　　　　🌙 睡眠

小时

✏ 笔记

知食记 *Foodie's Journal*

日期： / /

早餐 *Breakfast*

优质蛋白

蔬菜　　　　主食

午餐 *Lunch*

优质蛋白

蔬菜　　　　主食

晚餐 *Dinner*

优质蛋白

蔬菜　　　　主食

加餐 *Snack*

乳制品　　　　水果及其他

今日计划

喝水　　　　250ml/ 杯

运动　　　　睡眠

小时

笔记

知食记 *Foodie's Journal*

日期：　／　／

🕐 早餐 *Breakfast*

优质蛋白

蔬菜　　　主食

🕐 午餐 *Lunch*

优质蛋白

蔬菜　　　主食

🕐 晚餐 *Dinner*

优质蛋白

蔬菜　　　主食

➕ 加餐 *Snack*

乳制品　　　水果及其他

✔ 今日计划

〜 喝水　　　250ml/ 杯

☀ 运动　　　🌙 睡眠

小时

🖊 笔记

知食记 *Foodie's Journal*

日期： / /

🕐 **早餐** *Breakfast*

优质蛋白

蔬菜　　主食

🕐 **午餐** *Lunch*

优质蛋白

蔬菜　　主食

🕐 **晚餐** *Dinner*

优质蛋白

蔬菜　　主食

➕ **加餐** *Snack*

乳制品　　水果及其他

✔️ **今日计划**

🌊 **喝水**　　250ml/ 杯

🏃 **运动**　　🌙 **睡眠**

小时

🖊️ **笔记**

知食记 *Foodie's Journal*

日期：　／　／

早餐 *Breakfast*

优质蛋白

蔬菜　　　　主食

午餐 *Lunch*

优质蛋白

蔬菜　　　　主食

晚餐 *Dinner*

优质蛋白

蔬菜　　　　主食

加餐 *Snack*

乳制品　　　　水果及其他

今日计划

喝水　　　250ml/ 杯

运动　　　睡眠

小时

笔记

知食记 *Foodie's Journal*

日期： / /

🕐 **早餐** *Breakfast*

优质蛋白

蔬菜　　　　　主食

🕐 **午餐** *Lunch*

优质蛋白

蔬菜　　　　　主食

🕐 **晚餐** *Dinner*

优质蛋白

蔬菜　　　　　主食

➕ **加餐** *Snack*

乳制品　　　　水果及其他

✅ **今日计划**

🌊 **喝水**　　　　　250ml/ 杯

🏃 **运动**　　　　　🌙 **睡眠**

小时

🖊 **笔记**

知食记 *Foodie's Journal*

日期： ／ ／

🕐 早餐 *Breakfast*

优质蛋白

蔬菜　　　　主食

🕐 午餐 *Lunch*

优质蛋白

蔬菜　　　　主食

🕐 晚餐 *Dinner*

优质蛋白

蔬菜　　　　主食

➕ 加餐 *Snack*

乳制品　　　　水果及其他

✅ 今日计划

🌊 喝水　　　　250ml/ 杯

🏃 运动　　　🌙 睡眠

小时

✏️ 笔记

知食记 *Foodie's Journal*

日期: / /

🕐 早餐 *Breakfast*

| 优质蛋白 |
| 蔬菜 | 主食 |

🕐 午餐 *Lunch*

| 优质蛋白 |
| 蔬菜 | 主食 |

🕐 晚餐 *Dinner*

| 优质蛋白 |
| 蔬菜 | 主食 |

➕ 加餐 *Snack*

| 乳制品 | 水果及其他 |

✔ 今日计划

〰 喝水

250ml/ 杯

🏃 运动

🌙 睡眠

小时

✏ 笔记

知食记 *Foodie's Journal*

日期：　／　／

🕐 **早餐** *Breakfast*

优质蛋白

蔬菜　　　主食

🕐 **午餐** *Lunch*

优质蛋白

蔬菜　　　主食

🕐 **晚餐** *Dinner*

优质蛋白

蔬菜　　　主食

➕ **加餐** *Snack*

乳制品　　　水果及其他

✅ **今日计划**

〰️ **喝水**　　　250ml/ 杯

🏃 **运动**　　　🌙 **睡眠**

小时

🖊 **笔记**

知食记 *Foodie's Journal*

日期： ／ ／

早餐 *Breakfast*

优质蛋白

蔬菜　　　　　　主食

午餐 *Lunch*

优质蛋白

蔬菜　　　　　　主食

晚餐 *Dinner*

优质蛋白

蔬菜　　　　　　主食

加餐 *Snack*

乳制品　　　　　水果及其他

今日计划

喝水　　　　　　250ml/ 杯

运动　　　　　　睡眠

小时

笔记

知 食 记 *Foodie's Journal*

日期：　/　　/

早餐 *Breakfast*

优质蛋白

蔬菜　　　　　　主食

午餐 *Lunch*

优质蛋白

蔬菜　　　　　　主食

晚餐 *Dinner*

优质蛋白

蔬菜　　　　　　主食

加餐 *Snack*

乳制品　　　　　水果及其他

今日计划

喝水　　　　　　　250ml/ 杯

运动　　　　　　睡眠

小时

笔记

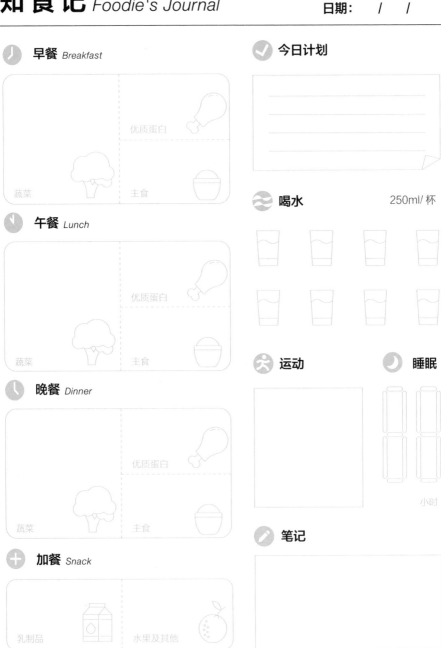

知食记 *Foodie's Journal*

日期: / /

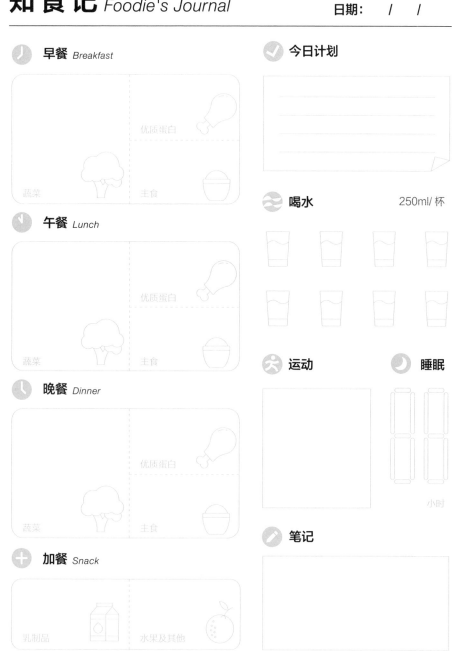

🕐 **早餐** *Breakfast*

优质蛋白

蔬菜　　　主食

🕐 **午餐** *Lunch*

优质蛋白

蔬菜　　　主食

🕐 **晚餐** *Dinner*

优质蛋白

蔬菜　　　主食

➕ **加餐** *Snack*

乳制品　　　水果及其他

✔️ **今日计划**

〰️ **喝水**　　　　　250ml/ 杯

🤸 **运动**　　　　🌙 **睡眠**

小时

✏️ **笔记**

知食记 *Foodie's Journal*

日期: / /

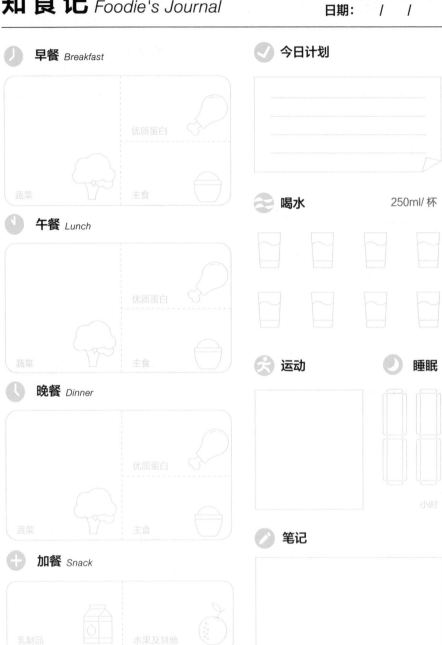

🕐 **早餐** *Breakfast*

优质蛋白

蔬菜　　　主食

🕐 **午餐** *Lunch*

优质蛋白

蔬菜　　　主食

🕐 **晚餐** *Dinner*

优质蛋白

蔬菜　　　主食

➕ **加餐** *Snack*

乳制品　　　水果及其他

✅ **今日计划**

🌊 **喝水**　　　250ml/杯

✕ **运动**　　　🌙 **睡眠**

小时

✏️ **笔记**

知食记 *Foodie's Journal*

日期： / /

早餐 *Breakfast*

优质蛋白

蔬菜　　　主食

午餐 *Lunch*

优质蛋白

蔬菜　　　主食

晚餐 *Dinner*

优质蛋白

蔬菜　　　主食

加餐 *Snack*

乳制品　　　水果及其他

今日计划

喝水

250ml/ 杯

运动

睡眠

小时

笔记

知食记 *Foodie's Journal*

日期：　／　／

🕐 **早餐** *Breakfast*

优质蛋白

蔬菜　　　　主食

🕙 **午餐** *Lunch*

优质蛋白

蔬菜　　　　主食

🕛 **晚餐** *Dinner*

优质蛋白

蔬菜　　　　主食

➕ **加餐** *Snack*

乳制品　　　　水果及其他

✅ **今日计划**

〰️ **喝水**　　　　250ml/ 杯

🎋 **运动**　　　　🌙 **睡眠**

小时

✏️ **笔记**

知食记 *Foodie's Journal*

日期： ／ ／

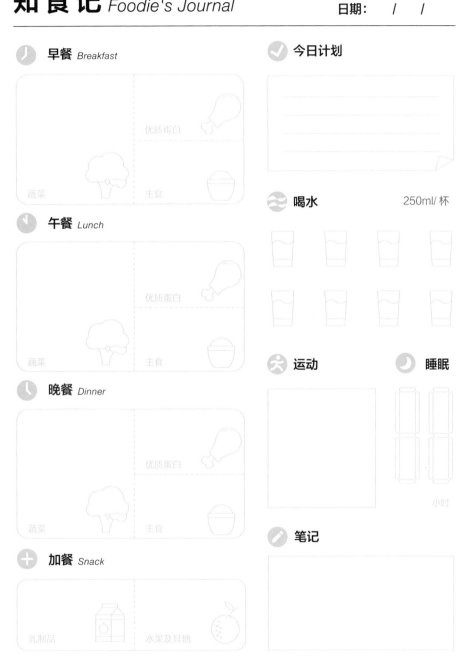

🕐 **早餐** *Breakfast*

优质蛋白

蔬菜　　主食

🕐 **午餐** *Lunch*

优质蛋白

蔬菜　　主食

🕐 **晚餐** *Dinner*

优质蛋白

蔬菜　　主食

➕ **加餐** *Snack*

乳制品　　水果及其他

✅ **今日计划**

🌊 **喝水**　　250ml/ 杯

🏃 **运动**　　🌙 **睡眠**

小时

🖊 **笔记**

知食记 Foodie's Journal

日期： ／ ／

早餐 Breakfast

优质蛋白

蔬菜　　　主食

午餐 Lunch

优质蛋白

蔬菜　　　主食

晚餐 Dinner

优质蛋白

蔬菜　　　主食

加餐 Snack

乳制品　　　水果及其他

今日计划

喝水　　　250ml/ 杯

运动　　　睡眠

小时

笔记

知食记 *Foodie's Journal*

日期： / /

🕐 **早餐** *Breakfast*

优质蛋白

蔬菜　　　主食

🕐 **午餐** *Lunch*

优质蛋白

蔬菜　　　主食

🕐 **晚餐** *Dinner*

优质蛋白

蔬菜　　　主食

➕ **加餐** *Snack*

乳制品　　　水果及其他

✅ **今日计划**

〰️ **喝水**　　　250ml/ 杯

🏃 **运动**　　　🌙 **睡眠**

小时

✏️ **笔记**

知食记 *Foodie's Journal*

日期： / /

🕐 **早餐** *Breakfast*

优质蛋白

蔬菜　　　主食

🕐 **午餐** *Lunch*

优质蛋白

蔬菜　　　主食

🕐 **晚餐** *Dinner*

优质蛋白

蔬菜　　　主食

➕ **加餐** *Snack*

乳制品　　　水果及其他

✅ **今日计划**

〰️ **喝水**　　　250ml/ 杯

🏃 **运动**　　　🌙 **睡眠**

小时

🖊 **笔记**

知 食 记 *Foodie's Journal*

日期： / /

早餐 *Breakfast*

优质蛋白

蔬菜　　　　主食

午餐 *Lunch*

优质蛋白

蔬菜　　　　主食

晚餐 *Dinner*

优质蛋白

蔬菜　　　　主食

加餐 *Snack*

乳制品　　　　水果及其他

今日计划

喝水

250ml/ 杯

运动

睡眠

小时

笔记

知食记 *Foodie's Journal*

日期: / /

🕐 **早餐** *Breakfast*

优质蛋白

蔬菜　　　　　　　主食

🕐 **午餐** *Lunch*

优质蛋白

蔬菜　　　　　　　主食

🕐 **晚餐** *Dinner*

优质蛋白

蔬菜　　　　　　　主食

➕ **加餐** *Snack*

乳制品　　　　　　水果及其他

✅ **今日计划**

🌊 **喝水**　　　　250ml/ 杯

🏃 **运动**　　　　🌙 **睡眠**

小时

✏️ **笔记**

知食记 *Foodie's Journal*

日期：　/　/

早餐 *Breakfast*

优质蛋白

蔬菜　　　　主食

午餐 *Lunch*

优质蛋白

蔬菜　　　　主食

晚餐 *Dinner*

优质蛋白

蔬菜　　　　主食

加餐 *Snack*

乳制品　　　　水果及其他

今日计划

喝水　　　　250ml/ 杯

运动　　　　睡眠

小时

笔记

知食记 *Foodie's Journal*

日期：　／　／

早餐 *Breakfast*

优质蛋白

蔬菜　　主食

午餐 *Lunch*

优质蛋白

蔬菜　　主食

晚餐 *Dinner*

优质蛋白

蔬菜　　主食

加餐 *Snack*

乳制品　　水果及其他

今日计划

喝水　　250ml/ 杯

运动　　睡眠

小时

笔记

知 食 记 *Foodie's Journal*

日期:　　/　　/

🕐 **早餐** *Breakfast*

优质蛋白

蔬菜　　　　　　主食

🕐 **午餐** *Lunch*

优质蛋白

蔬菜　　　　　　主食

🕐 **晚餐** *Dinner*

优质蛋白

蔬菜　　　　　　主食

➕ **加餐** *Snack*

乳制品　　　　　水果及其他

✅ **今日计划**

🌊 **喝水**　　　　250ml/ 杯

🏃 **运动**　　　🌙 **睡眠**

小时

✏️ **笔记**

知食记 *Foodie's Journal*

日期: / /

🕐 早餐 *Breakfast*

优质蛋白

蔬菜　　　　　　主食

🕐 午餐 *Lunch*

优质蛋白

蔬菜　　　　　　主食

🕐 晚餐 *Dinner*

优质蛋白

蔬菜　　　　　　主食

➕ 加餐 *Snack*

乳制品　　　　　水果及其他

✅ 今日计划

〰 喝水　　　　　　250ml/ 杯

🏃 运动　　　🌙 睡眠

小时

✏ 笔记

知食记 *Foodie's Journal*

日期：　／　／

🕐 **早餐** *Breakfast*

优质蛋白

蔬菜　　　　　主食

🕐 **午餐** *Lunch*

优质蛋白

蔬菜　　　　　主食

🕐 **晚餐** *Dinner*

优质蛋白

蔬菜　　　　　主食

➕ **加餐** *Snack*

乳制品　　　　水果及其他

✅ **今日计划**

🌊 **喝水**　　　　　250ml/ 杯

🏃 **运动**　　　🌙 **睡眠**

小时

🖊 **笔记**

知 食 记 *Foodie's Journal*

日期: ／ ／

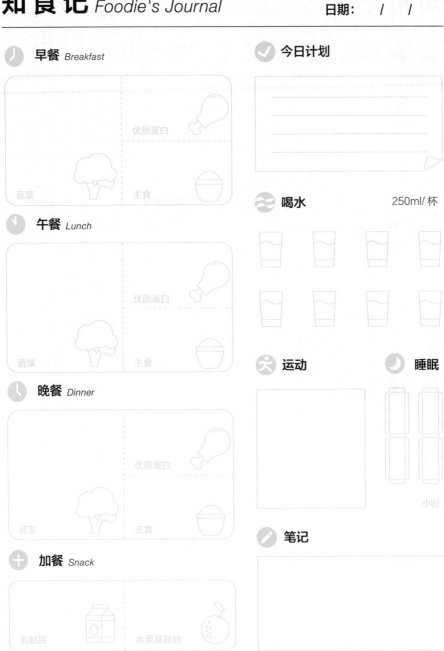

🕐 **早餐** *Breakfast*

优质蛋白

蔬菜　　　　主食

🕐 **午餐** *Lunch*

优质蛋白

蔬菜　　　　主食

🕐 **晚餐** *Dinner*

优质蛋白

蔬菜　　　　主食

➕ **加餐** *Snack*

乳制品　　　　水果及其他

✅ **今日计划**

🌊 **喝水**　　　　250ml/ 杯

🏃 **运动**　　　🌙 **睡眠**

小时

🖊 **笔记**

知食记 *Foodie's Journal*

日期： / /

🕐 **早餐** *Breakfast*

	优质蛋白
蔬菜	主食

🕐 **午餐** *Lunch*

	优质蛋白
蔬菜	主食

🕐 **晚餐** *Dinner*

	优质蛋白
蔬菜	主食

➕ **加餐** *Snack*

乳制品	水果及其他

✔ **今日计划**

〰 **喝水**   250ml/ 杯

🏃 **运动**   🌙 **睡眠**

小时

✏ **笔记**

知食记 *Foodie's Journal*

日期：　／　／

🕐 早餐 *Breakfast*

优质蛋白

蔬菜　　　主食

🕐 午餐 *Lunch*

优质蛋白

蔬菜　　　主食

🕐 晚餐 *Dinner*

优质蛋白

蔬菜　　　主食

➕ 加餐 *Snack*

乳制品　　　水果及其他

✔️ 今日计划

〰️ 喝水　　　250ml/ 杯

☀️ 运动

🌙 睡眠

小时

✏️ 笔记

知食记 *Foodie's Journal*

日期： / /

早餐 *Breakfast*

优质蛋白

蔬菜　　　　主食

午餐 *Lunch*

优质蛋白

蔬菜　　　　主食

晚餐 *Dinner*

优质蛋白

蔬菜　　　　主食

加餐 *Snack*

乳制品　　　　水果及其他

今日计划

喝水　　　　250ml/ 杯

运动　　　　睡眠

小时

笔记

知食记 *Foodie's Journal*

日期： / /

🕐 **早餐** *Breakfast*

	优质蛋白
蔬菜	主食

🕐 **午餐** *Lunch*

	优质蛋白
蔬菜	主食

🕐 **晚餐** *Dinner*

	优质蛋白
蔬菜	主食

➕ **加餐** *Snack*

乳制品	水果及其他

✅ **今日计划**

〰️ **喝水**　　　　250ml/ 杯

✕ **运动**　　　　🌙 **睡眠**

小时

🖊 **笔记**

知食记 *Foodie's Journal*

日期：　/　/

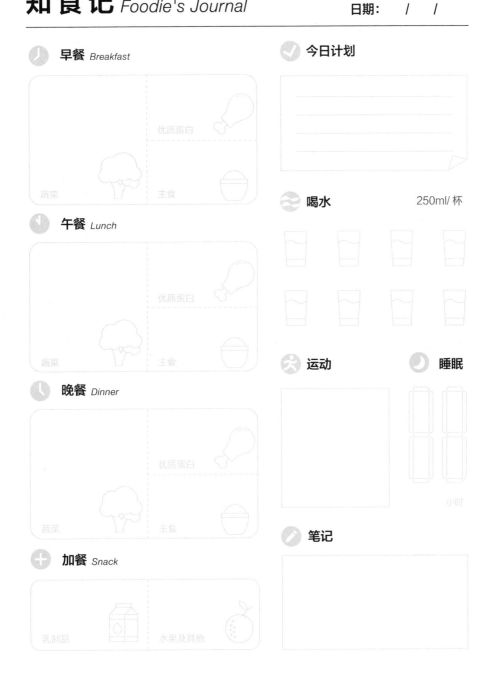

🕐 **早餐** *Breakfast*

优质蛋白

蔬菜　　主食

🕐 **午餐** *Lunch*

优质蛋白

蔬菜　　主食

🕐 **晚餐** *Dinner*

优质蛋白

蔬菜　　主食

➕ **加餐** *Snack*

乳制品　　水果及其他

✔️ **今日计划**

🌊 **喝水**　　250ml/ 杯

🏃 **运动**　　🌙 **睡眠**

小时

🖊️ **笔记**

知食记 *Foodie's Journal*

日期： / /

早餐 *Breakfast*

优质蛋白

蔬菜　　　　　主食

午餐 *Lunch*

优质蛋白

蔬菜　　　　　主食

晚餐 *Dinner*

优质蛋白

蔬菜　　　　　主食

加餐 *Snack*

乳制品　　　　水果及其他

今日计划

喝水　　　　　250ml/ 杯

运动

睡眠

小时

笔记

知食记 *Foodie's Journal*

日期：　／　／

🕐 **早餐** *Breakfast*

优质蛋白

蔬菜　　　　　主食

🕐 **午餐** *Lunch*

优质蛋白

蔬菜　　　　　主食

🕐 **晚餐** *Dinner*

优质蛋白

蔬菜　　　　　主食

➕ **加餐** *Snack*

乳制品　　　　水果及其他

✅ **今日计划**

〰️ **喝水**　　　250ml／杯

🏃 **运动**　　　　🌙 **睡眠**

小时

🖊️ **笔记**

知食记 *Foodie's Journal*

日期: ___ / ___ / ___

🕐 **早餐** *Breakfast*

优质蛋白

蔬菜　　　　主食

🕐 **午餐** *Lunch*

优质蛋白

蔬菜　　　　主食

🕐 **晚餐** *Dinner*

优质蛋白

蔬菜　　　　主食

➕ **加餐** *Snack*

乳制品　　　　水果及其他

✔️ **今日计划**

🌊 **喝水**　　　　250ml/ 杯

🏃 **运动**　　　🌙 **睡眠**

小时

🖋️ **笔记**

知食记 *Foodie's Journal*

日期：　／　／

早餐 *Breakfast*

优质蛋白

蔬菜　　　　　主食

午餐 *Lunch*

优质蛋白

蔬菜　　　　　主食

晚餐 *Dinner*

优质蛋白

蔬菜　　　　　主食

加餐 *Snack*

乳制品　　　　水果及其他

今日计划

喝水　　　　　250ml/ 杯

运动　　　　　睡眠

小时

笔记

知食记 *Foodie's Journal*

日期： ／ ／

🕐 早餐 *Breakfast*

优质蛋白

蔬菜　　　主食

🕐 午餐 *Lunch*

优质蛋白

蔬菜　　　主食

🕐 晚餐 *Dinner*

优质蛋白

蔬菜　　　主食

➕ 加餐 *Snack*

乳制品　　　水果及其他

✅ 今日计划

🌊 喝水

250ml/ 杯

🏃 运动

🌙 睡眠

小时

✏️ 笔记

知食记 *Foodie's Journal*

日期：　　／　　／

🕐 早餐 *Breakfast*

优质蛋白

蔬菜　　　　　　　　主食

🕐 午餐 *Lunch*

优质蛋白

蔬菜　　　　　　　　主食

🕐 晚餐 *Dinner*

优质蛋白

蔬菜　　　　　　　　主食

➕ 加餐 *Snack*

乳制品　　　　　　　水果及其他

✅ 今日计划

〰️ 喝水　　　　　　250ml/ 杯

🏃 运动

🌙 睡眠

小时

✏️ 笔记

知食记 *Foodie's Journal*

日期：　/　/

🕐 **早餐** *Breakfast*

优质蛋白

蔬菜　　　　主食

🕐 **午餐** *Lunch*

优质蛋白

蔬菜　　　　主食

🕐 **晚餐** *Dinner*

优质蛋白

蔬菜　　　　主食

➕ **加餐** *Snack*

乳制品　　　　水果及其他

✅ **今日计划**

〰️ **喝水**　　　　250ml/ 杯

🏃 **运动**　　　🌙 **睡眠**

小时

🖊 **笔记**

知食记 *Foodie's Journal*

日期: ／ ／

🕐 **早餐** *Breakfast*

优质蛋白

蔬菜　　　　　主食

🕐 **午餐** *Lunch*

优质蛋白

蔬菜　　　　　主食

🕐 **晚餐** *Dinner*

优质蛋白

蔬菜　　　　　主食

➕ **加餐** *Snack*

乳制品　　　　水果及其他

✅ **今日计划**

〰️ **喝水**　　　　250ml/ 杯

🏃 **运动**　　　🌙 **睡眠**

小时

✍️ **笔记**

知 食 记 *Foodie's Journal*

日期: / /

🕐 **早餐** *Breakfast*

优质蛋白

蔬菜　　　　主食

🕐 **午餐** *Lunch*

优质蛋白

蔬菜　　　　主食

🕐 **晚餐** *Dinner*

优质蛋白

蔬菜　　　　主食

➕ **加餐** *Snack*

乳制品　　　　水果及其他

✅ **今日计划**

🌊 **喝水**　　　250ml/ 杯

☀️ **运动**　　　🌙 **睡眠**

小时

🖊 **笔记**

知食记 *Foodie's Journal*

日期： / /

🕐 **早餐** *Breakfast*

优质蛋白

蔬菜　　主食

🕐 **午餐** *Lunch*

优质蛋白

蔬菜　　主食

🕐 **晚餐** *Dinner*

优质蛋白

蔬菜　　主食

➕ **加餐** *Snack*

乳制品　　水果及其他

✅ **今日计划**

🌊 **喝水**　　250ml/ 杯

🏃 **运动**　　🌙 **睡眠**

小时

🖊 **笔记**

知食记 *Foodie's Journal*

日期: / /

🕐 **早餐** *Breakfast*

优质蛋白

蔬菜　　　　主食

🕐 **午餐** *Lunch*

优质蛋白

蔬菜　　　　主食

🕐 **晚餐** *Dinner*

优质蛋白

蔬菜　　　　主食

➕ **加餐** *Snack*

乳制品　　　　水果及其他

✅ **今日计划**

〰️ **喝水**　　　250ml/ 杯

🏃 **运动**　　　🌙 **睡眠**

小时

✏️ **笔记**

知食记 *Foodie's Journal*

日期：　／　／

🕐 早餐 *Breakfast*

优质蛋白

蔬菜　　　主食

🕐 午餐 *Lunch*

优质蛋白

蔬菜　　　主食

🕐 晚餐 *Dinner*

优质蛋白

蔬菜　　　主食

➕ 加餐 *Snack*

乳制品　　　水果及其他

✅ 今日计划

〰 喝水　　　250ml/ 杯

🏃 运动　　　🌙 睡眠

小时

✏ 笔记

知食记 *Foodie's Journal*

日期： / /

🕐 早餐 *Breakfast*

优质蛋白

蔬菜　　　　主食

🕐 午餐 *Lunch*

优质蛋白

蔬菜　　　　主食

🕐 晚餐 *Dinner*

优质蛋白

蔬菜　　　　主食

➕ 加餐 *Snack*

乳制品　　　　水果及其他

✅ 今日计划

🌊 喝水　　　　250ml/ 杯

☀ 运动　　　🌙 睡眠

小时

✏ 笔记

知食记 *Foodie's Journal*

日期： / /

🕐 早餐 *Breakfast*

优质蛋白

蔬菜　　　　　　　主食

🕐 午餐 *Lunch*

优质蛋白

蔬菜　　　　　　　主食

🕐 晚餐 *Dinner*

优质蛋白

蔬菜　　　　　　　主食

➕ 加餐 *Snack*

乳制品　　　　　　水果及其他

✓ 今日计划

〰 喝水　　　　　　250ml/ 杯

✳ 运动　　　　　🌙 睡眠

小时

✎ 笔记

知食记 *Foodie's Journal*

日期： ／ ／

🕐 **早餐** *Breakfast*

优质蛋白

蔬菜　　　　　　主食

🕐 **午餐** *Lunch*

优质蛋白

蔬菜　　　　　　主食

🕐 **晚餐** *Dinner*

优质蛋白

蔬菜　　　　　　主食

➕ **加餐** *Snack*

乳制品　　　　　水果及其他

✅ **今日计划**

〰️ **喝水**　　　　250ml/ 杯

🏃 **运动**　　　🌙 **睡眠**

小时

✏️ **笔记**

知食记 *Foodie's Journal*

日期：　／　／

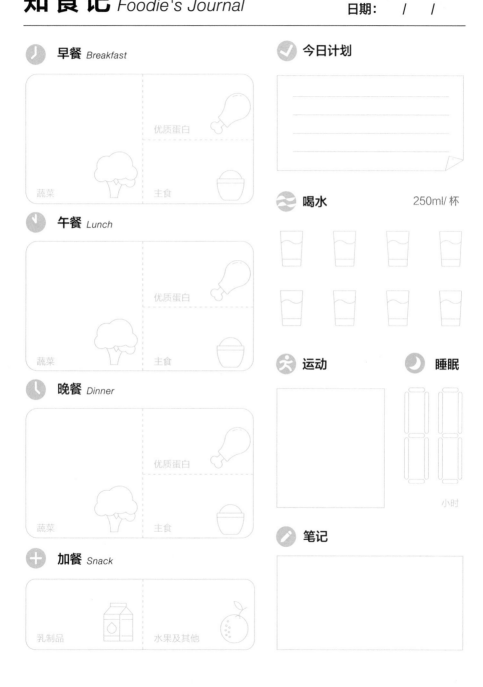

🕐 **早餐** *Breakfast*

优质蛋白

蔬菜　　　　　主食

🕐 **午餐** *Lunch*

优质蛋白

蔬菜　　　　　主食

🕐 **晚餐** *Dinner*

优质蛋白

蔬菜　　　　　主食

➕ **加餐** *Snack*

乳制品　　　　　水果及其他

✓ **今日计划**

〰 **喝水**　　　　　250ml/ 杯

✕ **运动**　　　　🌙 **睡眠**

小时

🖊 **笔记**

知食记 *Foodie's Journal*

日期：　/　/

🕐 早餐 *Breakfast*

优质蛋白

蔬菜　　主食

🕐 午餐 *Lunch*

优质蛋白

蔬菜　　主食

🕐 晚餐 *Dinner*

优质蛋白

蔬菜　　主食

➕ 加餐 *Snack*

乳制品　　水果及其他

✅ 今日计划

〰 喝水　　250ml/ 杯

🏃 运动

🌙 睡眠

小时

✏ 笔记

知食记 *Foodie's Journal*

日期: / /

早餐 *Breakfast*

优质蛋白

蔬菜 主食

午餐 *Lunch*

优质蛋白

蔬菜 主食

晚餐 *Dinner*

优质蛋白

蔬菜 主食

加餐 *Snack*

乳制品 水果及其他

今日计划

喝水

250ml/ 杯

运动

睡眠

小时

笔记

知食记 *Foodie's Journal*

日期: / /

🕐 早餐 *Breakfast*

优质蛋白

蔬菜　　　　　主食

🕐 午餐 *Lunch*

优质蛋白

蔬菜　　　　　主食

🕐 晚餐 *Dinner*

优质蛋白

蔬菜　　　　　主食

➕ 加餐 *Snack*

乳制品　　　　水果及其他

✅ 今日计划

〰 喝水　　　　250ml/ 杯

☀ 运动　　　　🌙 睡眠

小时

✏ 笔记

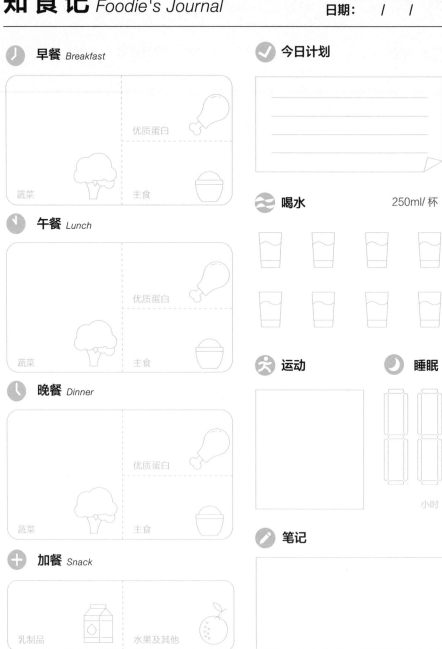

知 食 记 *Foodie's Journal*

日期：　/　/

早餐 *Breakfast*

优质蛋白

蔬菜　　　　主食

午餐 *Lunch*

优质蛋白

蔬菜　　　　主食

晚餐 *Dinner*

优质蛋白

蔬菜　　　　主食

加餐 *Snack*

乳制品　　　　水果及其他

今日计划

喝水

250ml/ 杯

运动

睡眠

小时

笔记

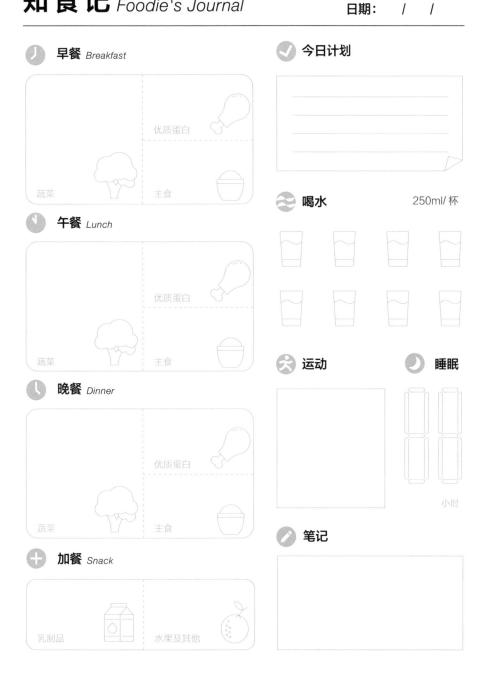

知食记 *Foodie's Journal*

日期: / /

🕐 **早餐** *Breakfast*

优质蛋白

蔬菜 主食

🕐 **午餐** *Lunch*

优质蛋白

蔬菜 主食

🕐 **晚餐** *Dinner*

优质蛋白

蔬菜 主食

➕ **加餐** *Snack*

乳制品 水果及其他

✔️ **今日计划**

〰️ **喝水** 250ml/ 杯

🏃 **运动**

🌙 **睡眠**

小时

🖊️ **笔记**

知食记 *Foodie's Journal*

日期：　／　／

早餐 *Breakfast*

优质蛋白

蔬菜　　　　　主食

午餐 *Lunch*

优质蛋白

蔬菜　　　　　主食

晚餐 *Dinner*

优质蛋白

蔬菜　　　　　主食

加餐 *Snack*

乳制品　　　　水果及其他

今日计划

喝水　　　　250ml/ 杯

运动　　　　睡眠

小时

笔记

知 食 记 *Foodie's Journal*

日期: ___ / ___ / ___

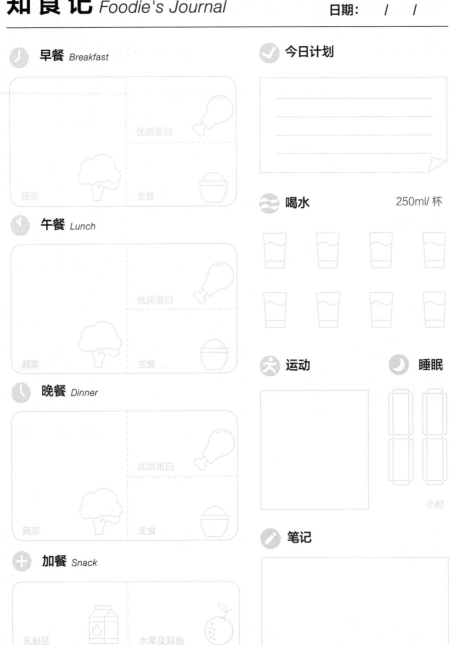

🕐 早餐 *Breakfast*

优质蛋白

蔬菜　　　　主食

🕐 午餐 *Lunch*

优质蛋白

蔬菜　　　　主食

🕐 晚餐 *Dinner*

优质蛋白

蔬菜　　　　主食

➕ 加餐 *Snack*

乳制品　　　　水果及其他

✅ 今日计划

〰 喝水　　　　250ml/ 杯

🏃 运动　　　　🌙 睡眠

小时

✏ 笔记

知食记 *Foodie's Journal*

日期: / /

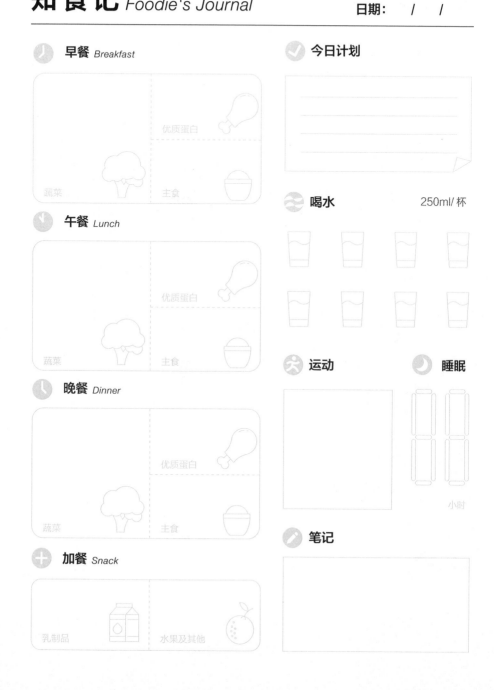

🕐 **早餐** *Breakfast*

优质蛋白

蔬菜　主食

🕐 **午餐** *Lunch*

优质蛋白

蔬菜　主食

🕐 **晚餐** *Dinner*

优质蛋白

蔬菜　主食

➕ **加餐** *Snack*

乳制品　水果及其他

✓ **今日计划**

〜 **喝水**　250ml/杯

🏃 **运动**　　🌙 **睡眠**

小时

✏️ **笔记**

知食记 *Foodie's Journal*

日期： ／ ／

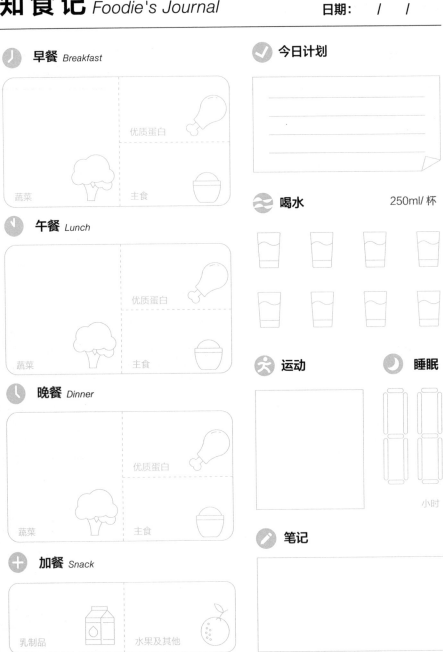

🕐 **早餐** *Breakfast*

优质蛋白

蔬菜　　　　　　主食

🕐 **午餐** *Lunch*

优质蛋白

蔬菜　　　　　　主食

🕐 **晚餐** *Dinner*

优质蛋白

蔬菜　　　　　　主食

➕ **加餐** *Snack*

乳制品　　　　　　水果及其他

✅ **今日计划**

〰️ **喝水**　　　　　250ml/ 杯

🏃 **运动**　　　　🌙 **睡眠**

小时

✏️ **笔记**

知 食 记 *Foodie's Journal*

日期： ／ ／

早餐 *Breakfast*

优质蛋白

蔬菜　　主食

午餐 *Lunch*

优质蛋白

蔬菜　　主食

晚餐 *Dinner*

优质蛋白

蔬菜　　主食

加餐 *Snack*

乳制品　　水果及其他

今日计划

喝水

250ml/ 杯

运动

睡眠

小时

笔记

知食记 *Foodie's Journal*

日期: / /

🕐 **早餐** *Breakfast*

优质蛋白

蔬菜　主食

🕐 **午餐** *Lunch*

优质蛋白

蔬菜　主食

🕐 **晚餐** *Dinner*

优质蛋白

蔬菜　主食

➕ **加餐** *Snack*

乳制品　水果及其他

✔️ **今日计划**

〰️ **喝水**　250ml/ 杯

🏃 **运动**　　🌙 **睡眠**

小时

✏️ **笔记**

知食记 *Foodie's Journal*

日期：　/　/

早餐 *Breakfast*

	优质蛋白
蔬菜	主食

午餐 *Lunch*

	优质蛋白
蔬菜	主食

晚餐 *Dinner*

	优质蛋白
蔬菜	主食

加餐 *Snack*

乳制品	水果及其他

今日计划

喝水　　　　　250ml/ 杯

运动　　　　　　睡眠

小时

笔记

知食记 *Foodie's Journal*

日期: ／ ／

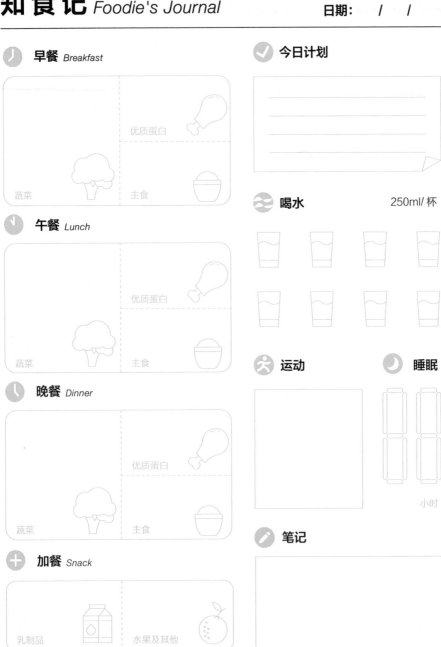

🕐 **早餐** *Breakfast*

优质蛋白

蔬菜　　　　主食

🕐 **午餐** *Lunch*

优质蛋白

蔬菜　　　　主食

🕐 **晚餐** *Dinner*

优质蛋白

蔬菜　　　　主食

➕ **加餐** *Snack*

乳制品　　　　水果及其他

✅ **今日计划**

🌊 **喝水**　　　　250ml/ 杯

🏃 **运动**　　　🌙 **睡眠**

小时

✏️ **笔记**

知 食 记 *Foodie's Journal*

日期：　　/　　/

⏰ 早餐 *Breakfast*

优质蛋白

蔬菜　　　　　　　　　主食

⏱ 午餐 *Lunch*

优质蛋白

蔬菜　　　　　　　　　主食

🕐 晚餐 *Dinner*

优质蛋白

蔬菜　　　　　　　　　主食

➕ 加餐 *Snack*

乳制品　　　　　　　　水果及其他

✅ 今日计划

〰 喝水　　　　　　　250ml/ 杯

🏃 运动　　　　　　🌙 睡眠

小时

✏ 笔记

知食记 *Foodie's Journal*

日期： / /

早餐 *Breakfast*

优质蛋白

蔬菜 主食

午餐 *Lunch*

优质蛋白

蔬菜 主食

晚餐 *Dinner*

优质蛋白

蔬菜 主食

加餐 *Snack*

乳制品 水果及其他

今日计划

喝水 250ml/ 杯

运动 睡眠

小时

笔记

知食记 *Foodie's Journal*

日期： / /

🕐 **早餐** *Breakfast*

优质蛋白

蔬菜　　　主食

🕐 **午餐** *Lunch*

优质蛋白

蔬菜　　　主食

🕐 **晚餐** *Dinner*

优质蛋白

蔬菜　　　主食

➕ **加餐** *Snack*

乳制品　　　水果及其他

✅ **今日计划**

〰️ **喝水**　　　250ml/ 杯

🏃 **运动**　　　🌙 **睡眠**

小时

🖊️ **笔记**

知食记 *Foodie's Journal*

日期： / /

🕐 **早餐** *Breakfast*

优质蛋白

蔬菜　　　主食

🕐 **午餐** *Lunch*

优质蛋白

蔬菜　　　主食

🕐 **晚餐** *Dinner*

优质蛋白

蔬菜　　　主食

➕ **加餐** *Snack*

乳制品　　　水果及其他

✅ **今日计划**

🌊 **喝水**　　　250ml/ 杯

🏃 **运动**　　　🌙 **睡眠**

小时

🖊 **笔记**

知 食 记 *Foodie's Journal*

日期： / /

🕐 早餐 *Breakfast*

优质蛋白

蔬菜　　　　　　　主食

🕐 午餐 *Lunch*

优质蛋白

蔬菜　　　　　　　主食

🕐 晚餐 *Dinner*

优质蛋白

蔬菜　　　　　　　主食

➕ 加餐 *Snack*

乳制品　　　　　　水果及其他

✓ 今日计划

〰 喝水

250ml/ 杯

🏃 运动

🌙 睡眠

小时

✏ 笔记

知食记 *Foodie's Journal*

日期: / /

🕐 **早餐** *Breakfast*

优质蛋白

蔬菜　　主食

🕐 **午餐** *Lunch*

优质蛋白

蔬菜　　主食

🕐 **晚餐** *Dinner*

优质蛋白

蔬菜　　主食

➕ **加餐** *Snack*

乳制品　　水果及其他

✅ **今日计划**

🌊 **喝水**　　250ml/ 杯

☀️ **运动**　　🌙 **睡眠**

小时

✏️ **笔记**

知食记 *Foodie's Journal*

日期： / /

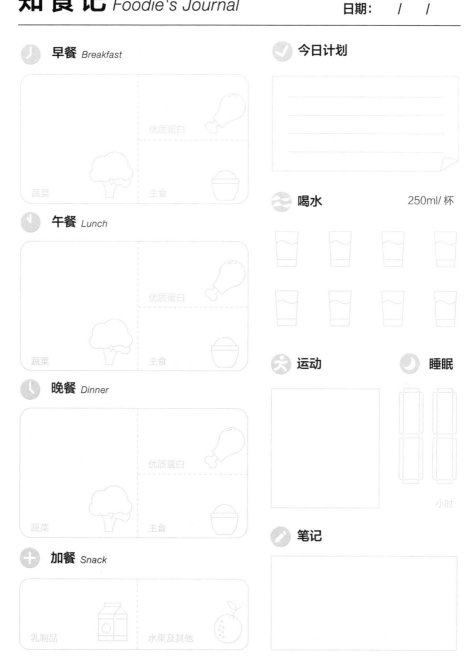

早餐 *Breakfast*

优质蛋白

蔬菜 主食

午餐 *Lunch*

优质蛋白

蔬菜 主食

晚餐 *Dinner*

优质蛋白

蔬菜 主食

加餐 *Snack*

乳制品 水果及其他

今日计划

喝水　　　　　　250ml/ 杯

运动　　　　　　睡眠

小时

笔记

知食记 *Foodie's Journal*

日期：　/　/

🕐 早餐 *Breakfast*

优质蛋白

蔬菜　　　　　主食

🕐 午餐 *Lunch*

优质蛋白

蔬菜　　　　　主食

🕐 晚餐 *Dinner*

优质蛋白

蔬菜　　　　　主食

➕ 加餐 *Snack*

乳制品　　　　　水果及其他

✔️ 今日计划

〰️ 喝水　　　　250ml/ 杯

☀️ 运动　　　　🌙 睡眠

小时

✏️ 笔记

知食记 *Foodie's Journal*

日期： / /

🕐 **早餐** *Breakfast*

	优质蛋白
蔬菜	主食

🕐 **午餐** *Lunch*

	优质蛋白
蔬菜	主食

🕐 **晚餐** *Dinner*

	优质蛋白
蔬菜	主食

➕ **加餐** *Snack*

乳制品	水果及其他

✅ **今日计划**

💧 **喝水**   250ml/ 杯

🏃 **运动**   🌙 **睡眠**

小时

✏️ **笔记**

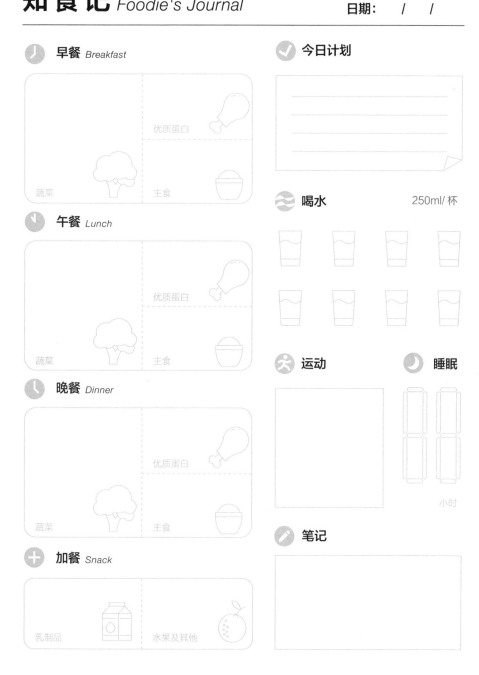

知 食 记 *Foodie's Journal*

日期：　／　／

🕐 **早餐** *Breakfast*

优质蛋白

蔬菜　　　　主食

🕐 **午餐** *Lunch*

优质蛋白

蔬菜　　　　主食

🕐 **晚餐** *Dinner*

优质蛋白

蔬菜　　　　主食

➕ **加餐** *Snack*

乳制品　　　　水果及其他

✅ **今日计划**

🌊 **喝水**　　　　250ml/ 杯

✖ **运动**　　　🌙 **睡眠**

小时

🖊 **笔记**

知食记 *Foodie's Journal*

日期： / /

🕐 早餐 *Breakfast*

优质蛋白

蔬菜　　　主食

🕐 午餐 *Lunch*

优质蛋白

蔬菜　　　主食

🕐 晚餐 *Dinner*

优质蛋白

蔬菜　　　主食

➕ 加餐 *Snack*

乳制品　　　水果及其他

✓ 今日计划

〜 喝水　　　250ml/ 杯

✳ 运动　　　🌙 睡眠

小时

✎ 笔记

知食记 *Foodie's Journal*

日期:　　／　　／

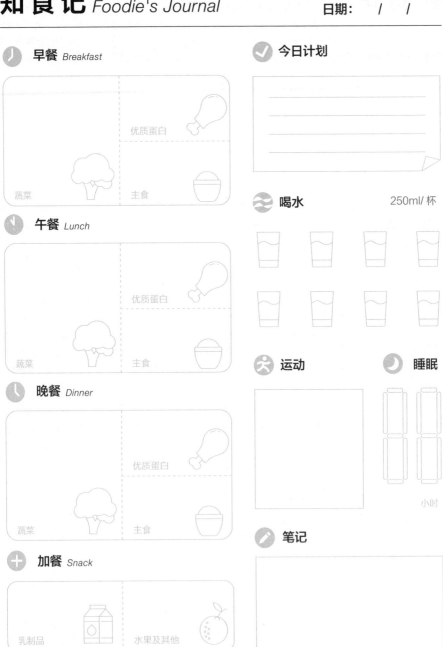

🕐 早餐 *Breakfast*

优质蛋白

蔬菜　　　　主食

🕐 午餐 *Lunch*

优质蛋白

蔬菜　　　　主食

🕐 晚餐 *Dinner*

优质蛋白

蔬菜　　　　主食

➕ 加餐 *Snack*

乳制品　　　　水果及其他

✔️ 今日计划

🌊 喝水　　　250ml／杯

🏃 运动　　　🌙 睡眠

小时

✏️ 笔记

知食记 *Foodie's Journal*

日期： / /

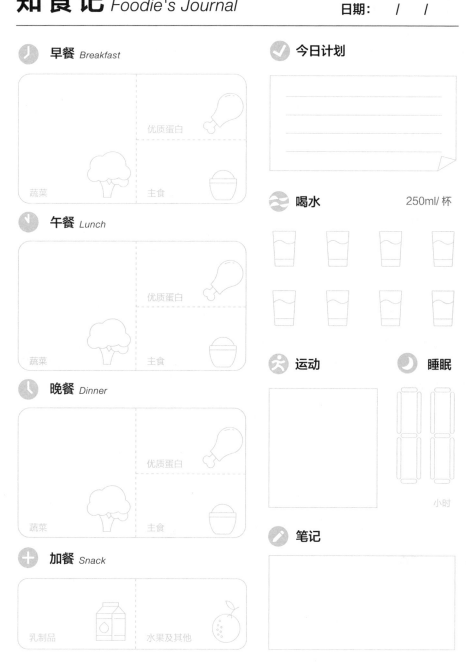

🕐 **早餐** *Breakfast*

优质蛋白

蔬菜　　主食

🕐 **午餐** *Lunch*

优质蛋白

蔬菜　　主食

🕐 **晚餐** *Dinner*

优质蛋白

蔬菜　　主食

➕ **加餐** *Snack*

乳制品　　水果及其他

✔️ **今日计划**

🌊 **喝水**　　250ml/ 杯

🏃 **运动**　　🌙 **睡眠**

小时

🖊️ **笔记**

知食记 *Foodie's Journal*

日期：　／　／

🕐 **早餐** *Breakfast*

优质蛋白

蔬菜　　　　　　　　主食

🕐 **午餐** *Lunch*

优质蛋白

蔬菜　　　　　　　　主食

🕐 **晚餐** *Dinner*

优质蛋白

蔬菜　　　　　　　　主食

➕ **加餐** *Snack*

乳制品　　　　　　　水果及其他

✅ **今日计划**

〰️ **喝水**　　　　　　250ml/ 杯

🏃 **运动**　　　　🌙 **睡眠**

小时

🖊️ **笔记**

知食记 *Foodie's Journal*

日期： / /

早餐 *Breakfast*

优质蛋白

蔬菜　　主食

午餐 *Lunch*

优质蛋白

蔬菜　　主食

晚餐 *Dinner*

优质蛋白

蔬菜　　主食

加餐 *Snack*

乳制品　　水果及其他

今日计划

喝水　　250ml/ 杯

运动　　　睡眠

小时

笔记

知 食 记 *Foodie's Journal*

日期： / /

🕐 **早餐** *Breakfast*

优质蛋白

蔬菜 主食

🕐 **午餐** *Lunch*

优质蛋白

蔬菜 主食

🕐 **晚餐** *Dinner*

优质蛋白

蔬菜 主食

➕ **加餐** *Snack*

乳制品 水果及其他

✅ **今日计划**

🌊 **喝水** 250ml/ 杯

💪 **运动**

🌙 **睡眠**

小时

✏️ **笔记**

知食记 *Foodie's Journal*

日期： /　/

🕐 **早餐** *Breakfast*

优质蛋白

蔬菜　　　　　　主食

🕐 **午餐** *Lunch*

优质蛋白

蔬菜　　　　　　主食

🕐 **晚餐** *Dinner*

优质蛋白

蔬菜　　　　　　主食

➕ **加餐** *Snack*

乳制品　　　　　水果及其他

✅ **今日计划**

≈ **喝水**　　　　　　250ml/ 杯

🏃 **运动**　　　　　🌙 **睡眠**

小时

✏ **笔记**

知 食 记 *Foodie's Journal*

日期: / /

🕐 早餐 *Breakfast*

优质蛋白

蔬菜　　　　　　主食

🕐 午餐 *Lunch*

优质蛋白

蔬菜　　　　　　主食

🕐 晚餐 *Dinner*

优质蛋白

蔬菜　　　　　　主食

➕ 加餐 *Snack*

乳制品　　　　　水果及其他

✔️ 今日计划

〰️ 喝水　　　　250ml/ 杯

🏃 运动　　　　🌙 睡眠

小时

✏️ 笔记

知食记 *Foodie's Journal*

日期：　／　／

早餐 *Breakfast*

优质蛋白

蔬菜　　　　主食

午餐 *Lunch*

优质蛋白

蔬菜　　　　主食

晚餐 *Dinner*

优质蛋白

蔬菜　　　　主食

加餐 *Snack*

乳制品　　　　水果及其他

今日计划

喝水　　　　250ml/ 杯

运动

睡眠

小时

笔记

知食记 *Foodie's Journal*

日期: / /

🕐 早餐 *Breakfast*

优质蛋白

蔬菜　　　　　主食

🕐 午餐 *Lunch*

优质蛋白

蔬菜　　　　　主食

🕐 晚餐 *Dinner*

优质蛋白

蔬菜　　　　　主食

➕ 加餐 *Snack*

乳制品　　　　水果及其他

✅ 今日计划

〜 喝水　　　　　　　250ml/杯

🏃 运动　　　　　🌙 睡眠

小时

✏ 笔记

知食记 *Foodie's Journal*

日期：　／　／

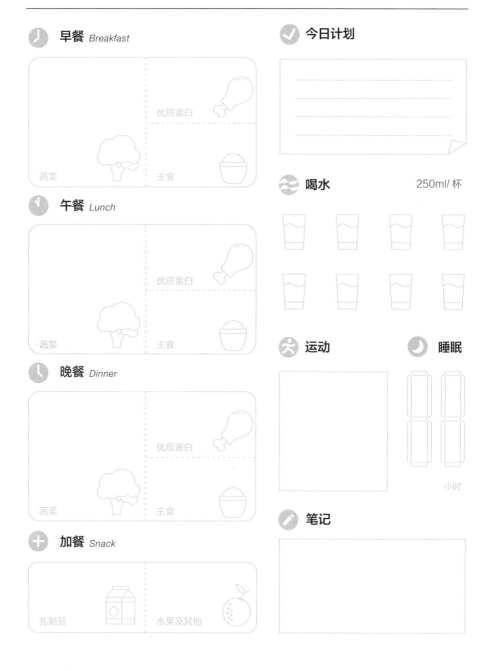

🕐 **早餐** *Breakfast*

优质蛋白

蔬菜　　　主食

🕐 **午餐** *Lunch*

优质蛋白

蔬菜　　　主食

🕐 **晚餐** *Dinner*

优质蛋白

蔬菜　　　主食

➕ **加餐** *Snack*

乳制品　　　水果及其他

✅ **今日计划**

🌊 **喝水**　　　250ml/杯

🏃 **运动**　　　🌙 **睡眠**

小时

✏ **笔记**

知食记 *Foodie's Journal*

日期： / /

🕐 **早餐** *Breakfast*

优质蛋白

蔬菜　　　　　主食

🕐 **午餐** *Lunch*

优质蛋白

蔬菜　　　　　主食

🕐 **晚餐** *Dinner*

优质蛋白

蔬菜　　　　　主食

➕ **加餐** *Snack*

乳制品　　　　水果及其他

✅ **今日计划**

🌊 **喝水**　　　　　250ml/ 杯

🏃 **运动**　　　🌙 **睡眠**

小时

✏️ **笔记**

知食记 *Foodie's Journal*

日期： / /

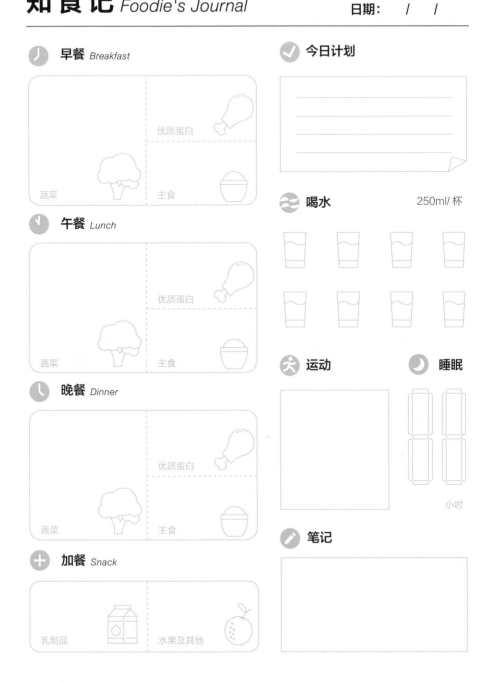

🕐 **早餐** *Breakfast*

优质蛋白

蔬菜　　　　主食

🕐 **午餐** *Lunch*

优质蛋白

蔬菜　　　　主食

🕐 **晚餐** *Dinner*

优质蛋白

蔬菜　　　　主食

➕ **加餐** *Snack*

乳制品　　　　水果及其他

✓ **今日计划**

≋ **喝水**　　　250ml/ 杯

🏃 **运动**　　🌙 **睡眠**

小时

🖊 **笔记**

知食记 *Foodie's Journal*

日期： / /

早餐 *Breakfast*

优质蛋白

蔬菜　　主食

午餐 *Lunch*

优质蛋白

蔬菜　　主食

晚餐 *Dinner*

优质蛋白

蔬菜　　主食

加餐 *Snack*

乳制品　　水果及其他

今日计划

喝水　　　　250ml/ 杯

运动　　　　睡眠

小时

笔记

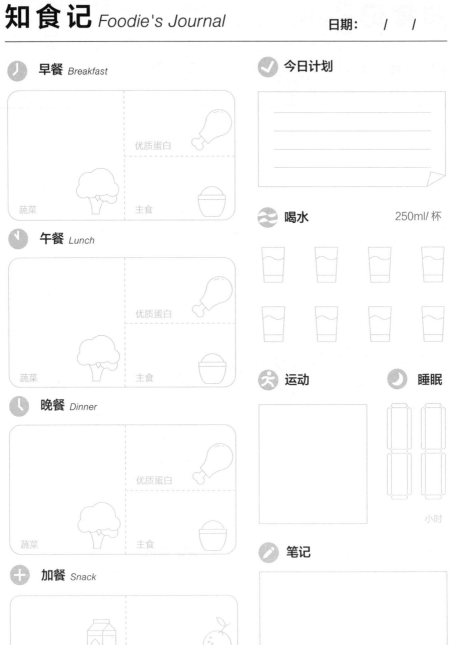

知食记 *Foodie's Journal*

日期： / /

🕐 早餐 *Breakfast*

优质蛋白

蔬菜　　　　　主食

🕐 午餐 *Lunch*

优质蛋白

蔬菜　　　　　主食

🕐 晚餐 *Dinner*

优质蛋白

蔬菜　　　　　主食

➕ 加餐 *Snack*

乳制品　　　　水果及其他

✔ 今日计划

≋ 喝水　　　　　250ml/ 杯

🏃 运动　　　　🌙 睡眠

小时

✏ 笔记

知 食 记 *Foodie's Journal*

日期:　　/　　/

早餐 *Breakfast*

优质蛋白

蔬菜　　　　主食

午餐 *Lunch*

优质蛋白

蔬菜　　　　主食

晚餐 *Dinner*

优质蛋白

蔬菜　　　　主食

加餐 *Snack*

乳制品　　　　水果及其他

今日计划

喝水　　　　250ml/ 杯

运动　　　　睡眠

小时

笔记

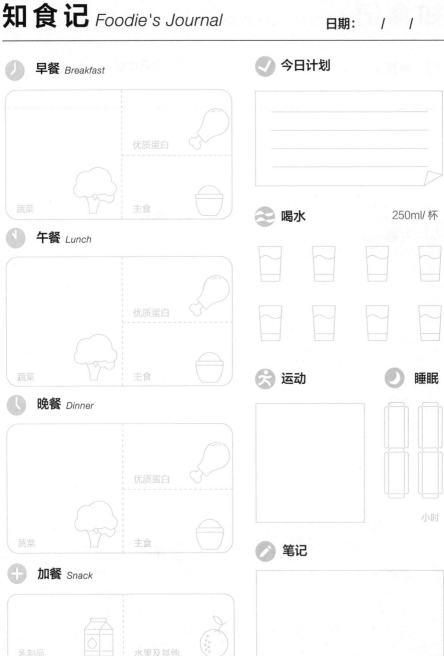

知 食 记 *Foodie's Journal*

日期： / /

🕐 **早餐** *Breakfast*

优质蛋白

蔬菜　　　主食

🕐 **午餐** *Lunch*

优质蛋白

蔬菜　　　主食

🕐 **晚餐** *Dinner*

优质蛋白

蔬菜　　　主食

➕ **加餐** *Snack*

乳制品　　　水果及其他

✅ **今日计划**

🌊 **喝水**　　　250ml/ 杯

🤸 **运动**　　　🌙 **睡眠**

小时

🖊 **笔记**

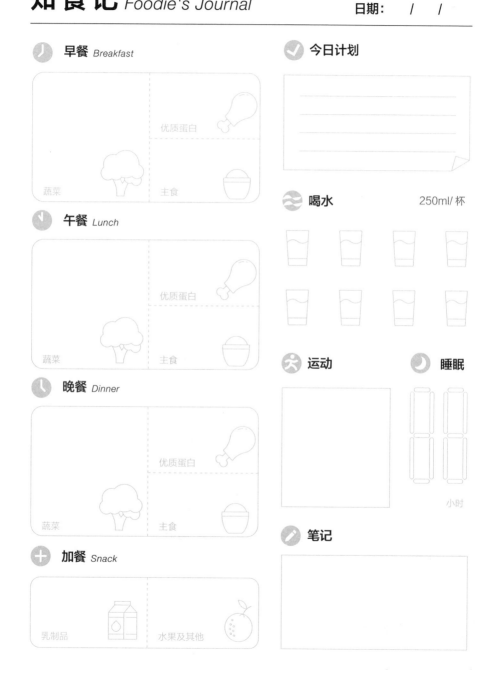

知食记 *Foodie's Journal*

日期: / /

🕐 **早餐** *Breakfast*

优质蛋白

蔬菜 主食

🕐 **午餐** *Lunch*

优质蛋白

蔬菜 主食

🕐 **晚餐** *Dinner*

优质蛋白

蔬菜 主食

➕ **加餐** *Snack*

乳制品 水果及其他

✔️ **今日计划**

〰️ **喝水** 250ml/ 杯

🏃 **运动**   🌙 **睡眠**

小时

✏️ **笔记**

知 食 记 *Foodie's Journal*

日期:　/　/

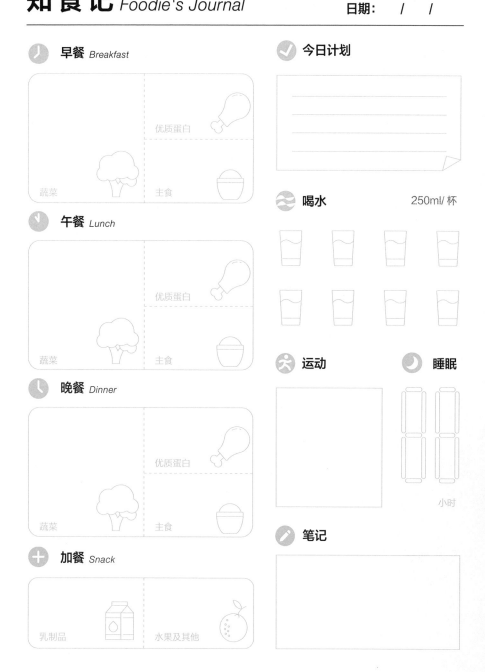

🕐 早餐 *Breakfast*

优质蛋白

蔬菜　　主食

🕐 午餐 *Lunch*

优质蛋白

蔬菜　　主食

🕐 晚餐 *Dinner*

优质蛋白

蔬菜　　主食

➕ 加餐 *Snack*

乳制品　　水果及其他

✓ 今日计划

〰 喝水　　　　250ml/ 杯

🏃 运动　　　🌙 睡眠

小时

✏ 笔记

知食记 *Foodie's Journal*

日期: ___ / ___ / ___

🕐 早餐 *Breakfast*

优质蛋白

蔬菜　　　主食

🕐 午餐 *Lunch*

优质蛋白

蔬菜　　　主食

🕐 晚餐 *Dinner*

优质蛋白

蔬菜　　　主食

➕ 加餐 *Snack*

乳制品　　　水果及其他

✅ 今日计划

🌊 喝水　　　250ml/ 杯

🏃 运动

🌙 睡眠

小时

✏️ 笔记

知 食 记 *Foodie's Journal*

日期： / /

🕐 **早餐** *Breakfast*

优质蛋白

蔬菜　　　　　主食

🕐 **午餐** *Lunch*

优质蛋白

蔬菜　　　　　主食

🕐 **晚餐** *Dinner*

优质蛋白

蔬菜　　　　　主食

➕ **加餐** *Snack*

乳制品　　　　水果及其他

✅ **今日计划**

🌊 **喝水**　　　　250ml/ 杯

🏃 **运动**　　　　🌙 **睡眠**

小时

🖊 **笔记**

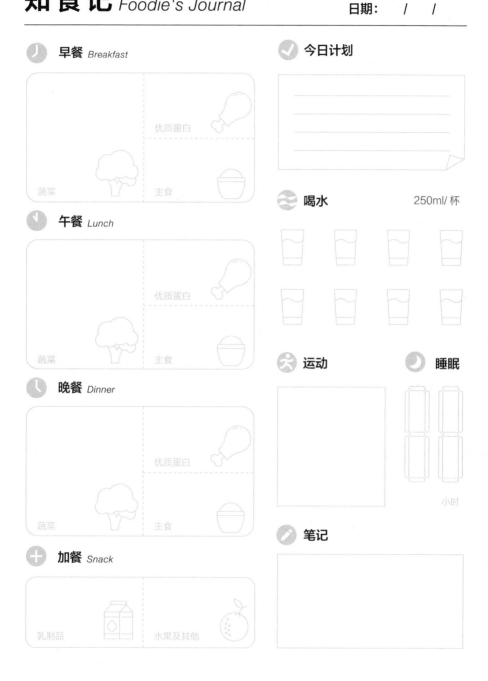

知食记 *Foodie's Journal*

日期: / /

🕐 **早餐** *Breakfast*

优质蛋白

蔬菜　　　　　主食

🕐 **午餐** *Lunch*

优质蛋白

蔬菜　　　　　主食

🕐 **晚餐** *Dinner*

优质蛋白

蔬菜　　　　　主食

➕ **加餐** *Snack*

乳制品　　　　水果及其他

✅ **今日计划**

🌊 **喝水**　　　　250ml/ 杯

☀ **运动**　　　　🌙 **睡眠**

小时

🖊 **笔记**

知 食 记 *Foodie's Journal*

日期：　/　/

早餐 *Breakfast*

优质蛋白

蔬菜　　　　主食

午餐 *Lunch*

优质蛋白

蔬菜　　　　主食

晚餐 *Dinner*

优质蛋白

蔬菜　　　　主食

加餐 *Snack*

乳制品　　　　水果及其他

今日计划

喝水　　　　250ml/ 杯

运动　　　　睡眠

小时

笔记

知食记 *Foodie's Journal*

日期： / /

🕐 **早餐** *Breakfast*

优质蛋白

蔬菜　　　　主食

🕐 **午餐** *Lunch*

优质蛋白

蔬菜　　　　主食

🕐 **晚餐** *Dinner*

优质蛋白

蔬菜　　　　主食

➕ **加餐** *Snack*

乳制品　　　　水果及其他

✓ **今日计划**

〰 **喝水**　　　　250ml/ 杯

🏃 **运动**　　　　🌙 **睡眠**

小时

✏ **笔记**

知食记 *Foodie's Journal*

日期：　／　／

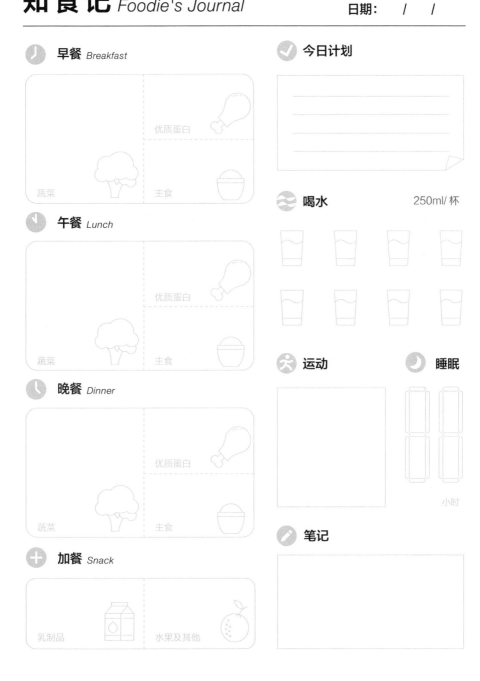

🕐 **早餐** *Breakfast*

优质蛋白

蔬菜　　　主食

🕐 **午餐** *Lunch*

优质蛋白

蔬菜　　　主食

🕐 **晚餐** *Dinner*

优质蛋白

蔬菜　　　主食

➕ **加餐** *Snack*

乳制品　　　水果及其他

✓ **今日计划**

🌊 **喝水**　　　250ml/ 杯

🏃 **运动**　　🌙 **睡眠**

小时

✏️ **笔记**

知 食 记 *Foodie's Journal*

日期： / /

🕐 **早餐** *Breakfast*

优质蛋白

蔬菜　　　　　主食

🕐 **午餐** *Lunch*

优质蛋白

蔬菜　　　　　主食

🕐 **晚餐** *Dinner*

优质蛋白

蔬菜　　　　　主食

➕ **加餐** *Snack*

乳制品　　　　水果及其他

✅ **今日计划**

〰️ **喝水**　　　　　250ml/ 杯

🏃 **运动**　　　🌙 **睡眠**

小时

✏️ **笔记**

知食记 *Foodie's Journal*

日期： / /

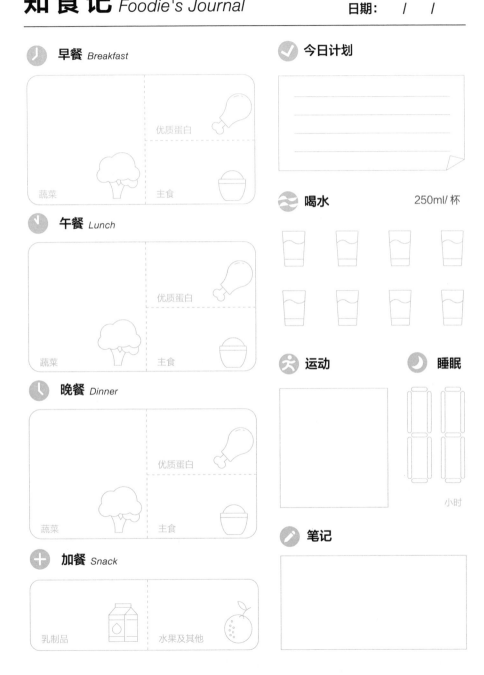

🕐 **早餐** *Breakfast*

优质蛋白

蔬菜 主食

🕐 **午餐** *Lunch*

优质蛋白

蔬菜 主食

🕐 **晚餐** *Dinner*

优质蛋白

蔬菜 主食

➕ **加餐** *Snack*

乳制品 水果及其他

✅ **今日计划**

〰️ **喝水** 250ml/ 杯

🏃 **运动** 🌙 **睡眠**

小时

✏️ **笔记**

知食记 *Foodie's Journal*

日期：　　/　　/

🕐 **早餐** *Breakfast*

优质蛋白

蔬菜　　　　　主食

🕐 **午餐** *Lunch*

优质蛋白

蔬菜　　　　　主食

🕐 **晚餐** *Dinner*

优质蛋白

蔬菜　　　　　主食

➕ **加餐** *Snack*

乳制品　　　　　水果及其他

✅ **今日计划**

〰️ **喝水**　　　　　250ml/ 杯

🏃 **运动**　　　🌙 **睡眠**

小时

✏️ **笔记**

知食记 *Foodie's Journal*

日期：　／　／

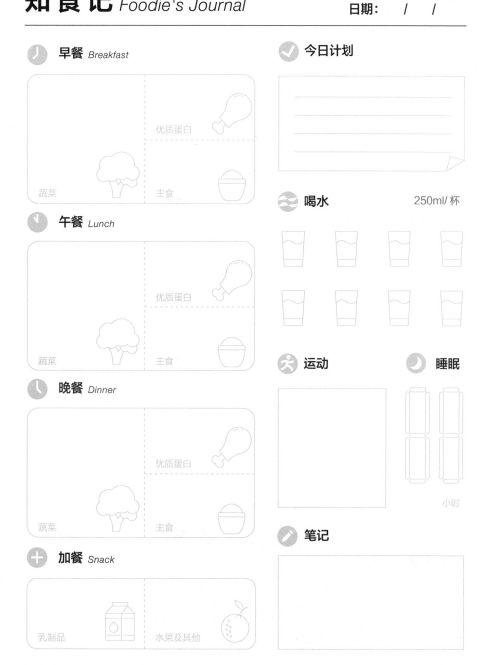

🕐 **早餐** *Breakfast*

优质蛋白

蔬菜　　　主食

🕐 **午餐** *Lunch*

优质蛋白

蔬菜　　　主食

🕐 **晚餐** *Dinner*

优质蛋白

蔬菜　　　主食

➕ **加餐** *Snack*

乳制品　　　水果及其他

✅ **今日计划**

🌊 **喝水**　　　250ml/ 杯

🏃 **运动**　　　🌙 **睡眠**

小时

🖊 **笔记**

知食记 *Foodie's Journal*

日期： / /

早餐 *Breakfast*

优质蛋白

蔬菜 主食

午餐 *Lunch*

优质蛋白

蔬菜 主食

晚餐 *Dinner*

优质蛋白

蔬菜 主食

加餐 *Snack*

乳制品 水果及其他

今日计划

喝水

250ml/ 杯

运动

睡眠

小时

笔记

知 食 记 *Foodie's Journal*

日期： ／ ／

🕐 早餐 *Breakfast*

优质蛋白

蔬菜　　　　　　　　主食

🕐 午餐 *Lunch*

优质蛋白

蔬菜　　　　　　　　主食

🕐 晚餐 *Dinner*

优质蛋白

蔬菜　　　　　　　　主食

➕ 加餐 *Snack*

乳制品　　　　　　　水果及其他

✅ 今日计划

〰️ 喝水　　　　　250ml/ 杯

🏃 运动　　　　🌙 睡眠

小时

✏️ 笔记

知食记 *Foodie's Journal*

日期：　／　／

🕐 **早餐** *Breakfast*

优质蛋白

蔬菜　　　　　主食

🕐 **午餐** *Lunch*

优质蛋白

蔬菜　　　　　主食

🕐 **晚餐** *Dinner*

优质蛋白

蔬菜　　　　　主食

➕ **加餐** *Snack*

乳制品　　　　水果及其他

✅ **今日计划**

🌊 **喝水**　　　　250ml/ 杯

🏃 **运动**　　　　🌙 **睡眠**

小时

✏️ **笔记**

知 食 记 *Foodie's Journal*

日期： ／ ／

早餐 *Breakfast*

优质蛋白

蔬菜　　　主食

午餐 *Lunch*

优质蛋白

蔬菜　　　主食

晚餐 *Dinner*

优质蛋白

蔬菜　　　主食

加餐 *Snack*

乳制品　　　水果及其他

今日计划

喝水

250ml/ 杯

运动

睡眠

小时

笔记

知食记 *Foodie's Journal*

日期：   /   /

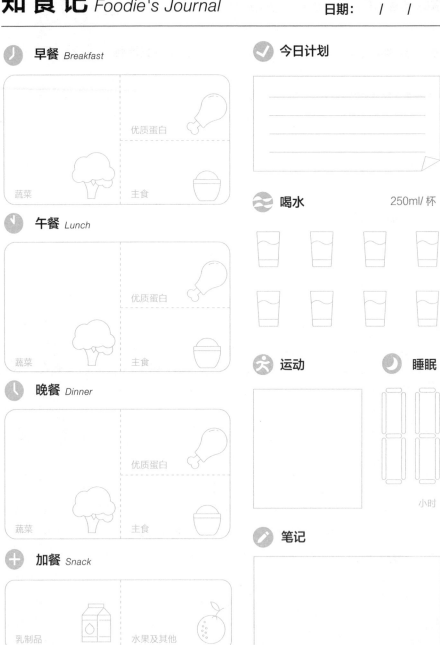

🕐 **早餐** *Breakfast*

优质蛋白

蔬菜   主食

🕐 **午餐** *Lunch*

优质蛋白

蔬菜   主食

🕐 **晚餐** *Dinner*

优质蛋白

蔬菜   主食

➕ **加餐** *Snack*

乳制品   水果及其他

✅ **今日计划**

🌊 **喝水**   250ml/ 杯

☀️ **运动**   🌙 **睡眠**

小时

🖊️ **笔记**

知食记 *Foodie's Journal*

日期：　／　／

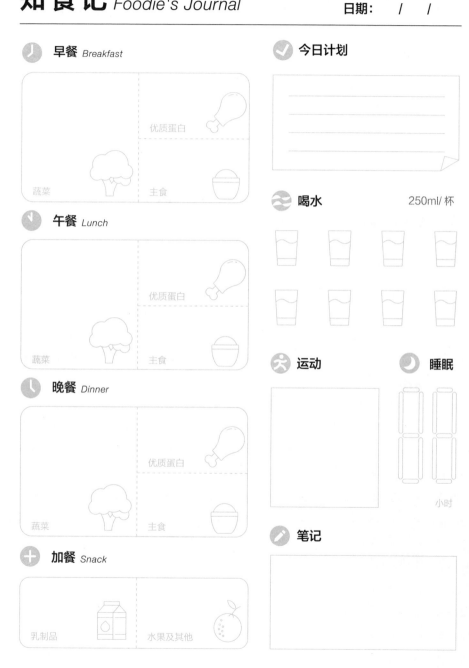

早餐 *Breakfast*

优质蛋白

蔬菜　　　主食

午餐 *Lunch*

优质蛋白

蔬菜　　　主食

晚餐 *Dinner*

优质蛋白

蔬菜　　　主食

加餐 *Snack*

乳制品　　　水果及其他

今日计划

喝水　　　250ml/ 杯

运动　　　睡眠

小时

笔记

知食记 *Foodie's Journal*

日期： /　/

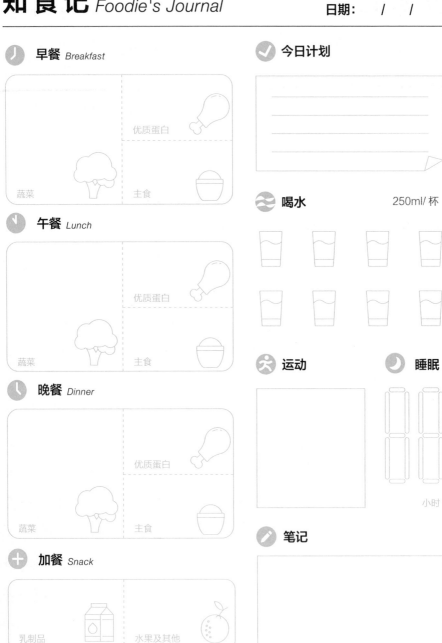

早餐 *Breakfast*

优质蛋白

蔬菜　　主食

午餐 *Lunch*

优质蛋白

蔬菜　　主食

晚餐 *Dinner*

优质蛋白

蔬菜　　主食

加餐 *Snack*

乳制品　　水果及其他

今日计划

喝水　　250ml/ 杯

运动　　睡眠

小时

笔记

知 食 记 *Foodie's Journal*

日期： / /

🕐 **早餐** *Breakfast*

优质蛋白

蔬菜　　主食

🕐 **午餐** *Lunch*

优质蛋白

蔬菜　　主食

🕐 **晚餐** *Dinner*

优质蛋白

蔬菜　　主食

➕ **加餐** *Snack*

乳制品　　水果及其他

✅ **今日计划**

🌊 **喝水**　　　　250ml/ 杯

🏃 **运动**　　　🌙 **睡眠**

小时

✍ **笔记**

知 食 记 *Foodie's Journal*

日期： / /

早餐 *Breakfast*

优质蛋白

蔬菜　主食

午餐 *Lunch*

优质蛋白

蔬菜　主食

晚餐 *Dinner*

优质蛋白

蔬菜　主食

加餐 *Snack*

乳制品　水果及其他

今日计划

喝水

250ml/ 杯

运动

睡眠

小时

笔记

知 食 记 *Foodie's Journal*

日期： / /

🕐 **早餐** *Breakfast*

优质蛋白

蔬菜　主食

🕐 **午餐** *Lunch*

优质蛋白

蔬菜　主食

🕐 **晚餐** *Dinner*

优质蛋白

蔬菜　主食

➕ **加餐** *Snack*

乳制品　水果及其他

✅ **今日计划**

〰️ **喝水**　　　250ml/ 杯

🏃 **运动**　　　🌙 **睡眠**

小时

🖊 **笔记**

知食记 *Foodie's Journal*

日期：　/　　/

🕐 **早餐** *Breakfast*

优质蛋白

蔬菜　　　　　　主食

🕐 **午餐** *Lunch*

优质蛋白

蔬菜　　　　　　主食

🕐 **晚餐** *Dinner*

优质蛋白

蔬菜　　　　　　主食

➕ **加餐** *Snack*

乳制品　　　　　　水果及其他

✅ **今日计划**

〰️ **喝水**　　　　250ml/ 杯

👟 **运动**　　　🌙 **睡眠**

小时

✏️ **笔记**

知食记 *Foodie's Journal*

日期：　　/　　/

早餐 *Breakfast*

优质蛋白

蔬菜　　　　　主食

午餐 *Lunch*

优质蛋白

蔬菜　　　　　主食

晚餐 *Dinner*

优质蛋白

蔬菜　　　　　主食

加餐 *Snack*

乳制品　　　　水果及其他

今日计划

喝水　　　　　250ml/ 杯

运动　　　　　睡眠

小时

笔记

知 食 记 *Foodie's Journal*

日期： / /

🕐 **早餐** *Breakfast*

优质蛋白

蔬菜　　　　主食

🕐 **午餐** *Lunch*

优质蛋白

蔬菜　　　　主食

🕐 **晚餐** *Dinner*

优质蛋白

蔬菜　　　　主食

➕ **加餐** *Snack*

乳制品　　　水果及其他

✔️ **今日计划**

〰️ **喝水**　　　　250ml/ 杯

🏃 **运动**　　　🌙 **睡眠**

小时

🖊️ **笔记**

知 食 记 *Foodie's Journal*

日期： / /

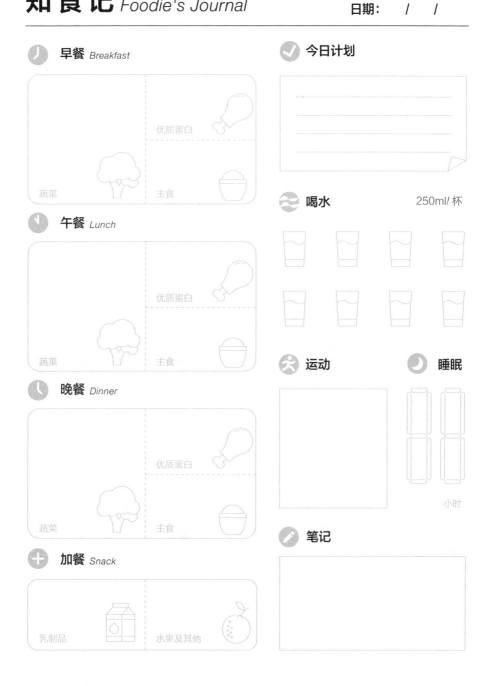

早餐 *Breakfast*

优质蛋白

蔬菜　　主食

午餐 *Lunch*

优质蛋白

蔬菜　　主食

晚餐 *Dinner*

优质蛋白

蔬菜　　主食

加餐 *Snack*

乳制品　　水果及其他

今日计划

喝水　　250ml/ 杯

运动　　睡眠

小时

笔记

知 食 记 *Foodie's Journal*

日期： / /

🕐 **早餐** *Breakfast*

优质蛋白

蔬菜　　　　　　　　主食

🕐 **午餐** *Lunch*

优质蛋白

蔬菜　　　　　　　　主食

🕐 **晚餐** *Dinner*

优质蛋白

蔬菜　　　　　　　　主食

➕ **加餐** *Snack*

乳制品　　　　　　　水果及其他

✔️ **今日计划**

〰️ **喝水**　　　　　　250ml/ 杯

☀️ **运动**　　　🌙 **睡眠**

小时

✒️ **笔记**

知食记 *Foodie's Journal*

日期： / /

🕐 **早餐** *Breakfast*

优质蛋白

蔬菜　　　　主食

🕐 **午餐** *Lunch*

优质蛋白

蔬菜　　　　主食

🕐 **晚餐** *Dinner*

优质蛋白

蔬菜　　　　主食

➕ **加餐** *Snack*

乳制品　　　　水果及其他

✅ **今日计划**

🌊 **喝水**　　　　250ml/ 杯

🏃 **运动**　　　🌙 **睡眠**

小时

🖊 **笔记**

知 食 记 *Foodie's Journal*

日期: / /

🕐 **早餐** *Breakfast*

优质蛋白

蔬菜　　　　　　　主食

🕐 **午餐** *Lunch*

优质蛋白

蔬菜　　　　　　　主食

🕐 **晚餐** *Dinner*

优质蛋白

蔬菜　　　　　　　主食

➕ **加餐** *Snack*

乳制品　　　　　　水果及其他

✅ **今日计划**

🌊 **喝水**　　　　　250ml/ 杯

🏃 **运动**　　　🌙 **睡眠**

小时

✏️ **笔记**

知食记 *Foodie's Journal*

日期：　／　／

🕐 **早餐** *Breakfast*

优质蛋白

蔬菜　　　　　主食

🕐 **午餐** *Lunch*

优质蛋白

蔬菜　　　　　主食

🕐 **晚餐** *Dinner*

优质蛋白

蔬菜　　　　　主食

➕ **加餐** *Snack*

乳制品　　　　水果及其他

✅ **今日计划**

〰 **喝水**　　　　　250ml/ 杯

🏃 **运动**　　　🌙 **睡眠**

小时

✏ **笔记**

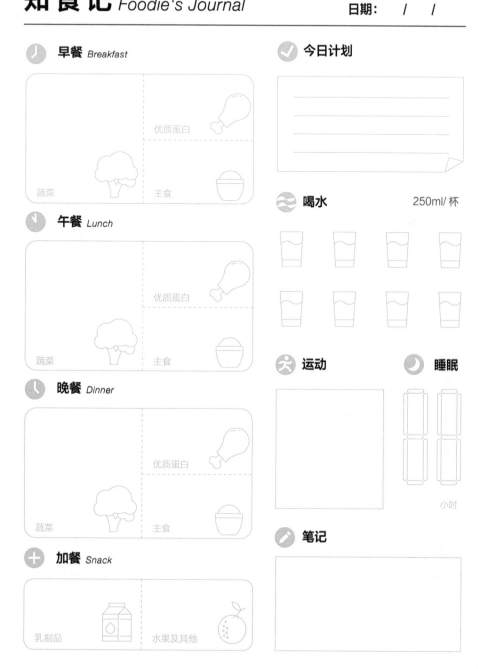

知食记 *Foodie's Journal*

日期: ＿＿ / ＿＿ / ＿＿

🕐 **早餐** *Breakfast*

优质蛋白

蔬菜　　主食

🕐 **午餐** *Lunch*

优质蛋白

蔬菜　　主食

🕐 **晚餐** *Dinner*

优质蛋白

蔬菜　　主食

➕ **加餐** *Snack*

乳制品　　水果及其他

✅ **今日计划**

🌊 **喝水**　　250ml/ 杯

🏃 **运动**　　　🌙 **睡眠**

小时

✏️ **笔记**

知食记 *Foodie's Journal*

日期： / /

🕐 早餐 *Breakfast*

优质蛋白

蔬菜　　　主食

🕐 午餐 *Lunch*

优质蛋白

蔬菜　　　主食

🕐 晚餐 *Dinner*

优质蛋白

蔬菜　　　主食

➕ 加餐 *Snack*

乳制品　　　水果及其他

✅ 今日计划

〰 喝水

250ml/ 杯

🏃 运动

🌙 睡眠

小时

🖊 笔记

知食记 *Foodie's Journal*

日期： / /

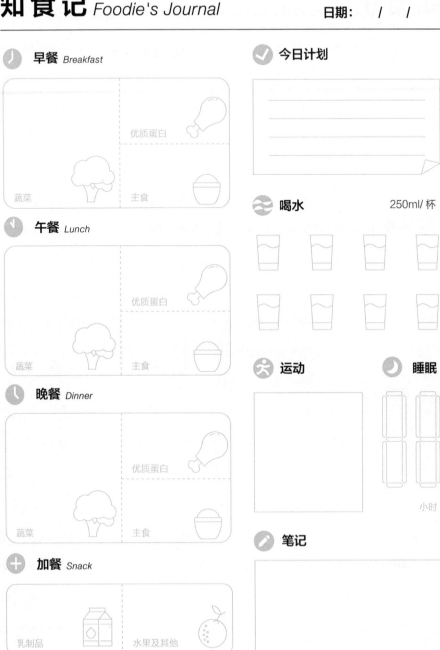

🕐 **早餐** *Breakfast*

优质蛋白

蔬菜　主食

🕐 **午餐** *Lunch*

优质蛋白

蔬菜　主食

🕐 **晚餐** *Dinner*

优质蛋白

蔬菜　主食

➕ **加餐** *Snack*

乳制品　水果及其他

✅ **今日计划**

🌊 **喝水**　250ml/ 杯

🏃 **运动**　🌙 **睡眠**

小时

✏️ **笔记**

知 食 记 *Foodie's Journal*

日期： / /

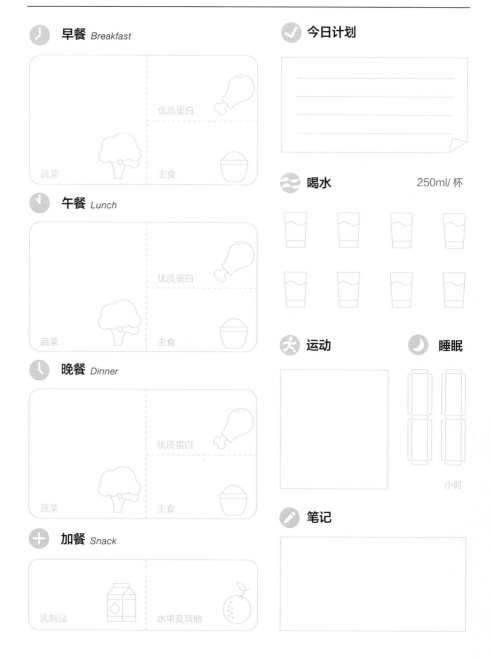

🕐 **早餐** *Breakfast*

优质蛋白

蔬菜　　　　　　主食

🕐 **午餐** *Lunch*

优质蛋白

蔬菜　　　　　　主食

🕐 **晚餐** *Dinner*

优质蛋白

蔬菜　　　　　　主食

➕ **加餐** *Snack*

乳制品　　　　　水果及其他

✔️ **今日计划**

🌊 **喝水**　　　　250ml/ 杯

🏃 **运动**　　　🌙 **睡眠**

小时

🖊️ **笔记**

知 食 记 *Foodie's Journal*

日期: / /

🕐 早餐 *Breakfast*

优质蛋白

蔬菜   主食

🕐 午餐 *Lunch*

优质蛋白

蔬菜   主食

🕐 晚餐 *Dinner*

优质蛋白

蔬菜   主食

➕ 加餐 *Snack*

乳制品   水果及其他

✔ 今日计划

🌊 喝水   250ml / 杯

🏃 运动   🌙 睡眠

小时

✏ 笔记

知食记 *Foodie's Journal*

日期: ／ ／

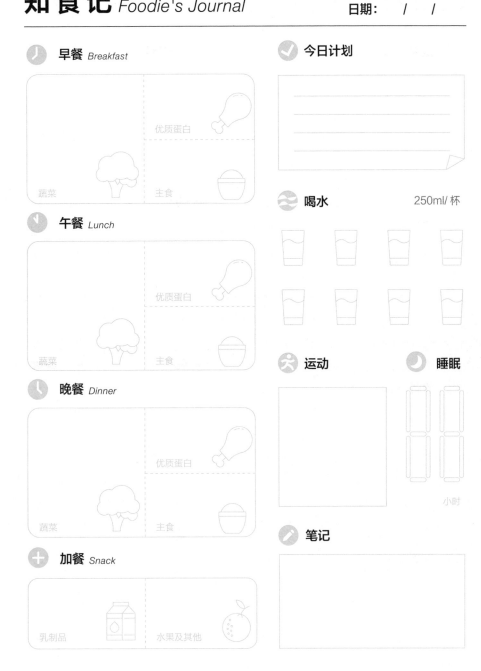

🕐 **早餐** *Breakfast*

优质蛋白

蔬菜　　　主食

🕐 **午餐** *Lunch*

优质蛋白

蔬菜　　　主食

🕐 **晚餐** *Dinner*

优质蛋白

蔬菜　　　主食

➕ **加餐** *Snack*

乳制品　　　水果及其他

✔️ **今日计划**

〰️ **喝水**　　　250ml/ 杯

🏃 **运动**　　　🌙 **睡眠**

小时

✏️ **笔记**

知 食 记 *Foodie's Journal*

日期: / /

🕐 **早餐** *Breakfast*

优质蛋白

蔬菜　　主食

🕐 **午餐** *Lunch*

优质蛋白

蔬菜　　主食

🕐 **晚餐** *Dinner*

优质蛋白

蔬菜　　主食

➕ **加餐** *Snack*

乳制品　　水果及其他

✅ **今日计划**

〜 **喝水**　　250ml/ 杯

⚡ **运动**　　🌙 **睡眠**

小时

✏️ **笔记**

知食记 *Foodie's Journal*

日期： / /

🕐 早餐 *Breakfast*

优质蛋白

蔬菜　　主食

🕐 午餐 *Lunch*

优质蛋白

蔬菜　　主食

🕐 晚餐 *Dinner*

优质蛋白

蔬菜　　主食

➕ 加餐 *Snack*

乳制品　　水果及其他

✔️ 今日计划

〰️ 喝水　　250ml/ 杯

🏃 运动　　　🌙 睡眠

小时

✒️ 笔记

知 食 记 *Foodie's Journal*

日期：　／　／

早餐 *Breakfast*

优质蛋白

蔬菜　　　　主食

午餐 *Lunch*

优质蛋白

蔬菜　　　　主食

晚餐 *Dinner*

优质蛋白

蔬菜　　　　主食

加餐 *Snack*

乳制品　　　　水果及其他

今日计划

喝水　　　　250ml/ 杯

运动

睡眠

小时

笔记

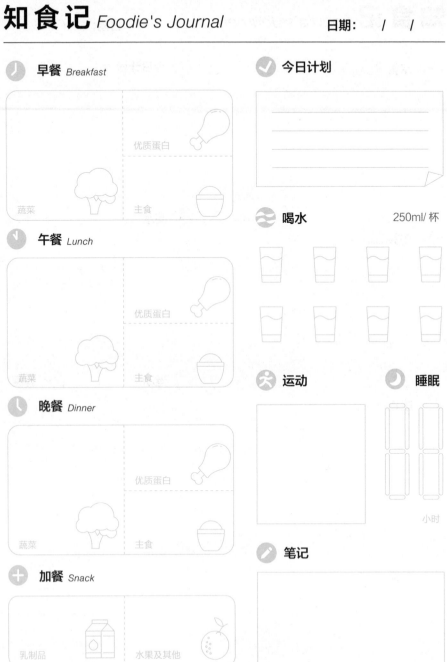

知食记 *Foodie's Journal*

日期： / /

早餐 *Breakfast*

优质蛋白

蔬菜 主食

午餐 *Lunch*

优质蛋白

蔬菜 主食

晚餐 *Dinner*

优质蛋白

蔬菜 主食

加餐 *Snack*

乳制品 水果及其他

今日计划

喝水

250ml/ 杯

运动

睡眠

小时

笔记

知食记 *Foodie's Journal*

日期：　／　／

🕐 早餐 *Breakfast*

优质蛋白

蔬菜　　　　　主食

🕐 午餐 *Lunch*

优质蛋白

蔬菜　　　　　主食

🕐 晚餐 *Dinner*

优质蛋白

蔬菜　　　　　主食

➕ 加餐 *Snack*

乳制品　　　　水果及其他

✅ 今日计划

〰 喝水　　　　　250ml/ 杯

✖ 运动　　　　　🌙 睡眠

小时

✏ 笔记

知食记 *Foodie's Journal*

日期：　/　/

早餐 *Breakfast*

优质蛋白

蔬菜　　　　主食

午餐 *Lunch*

优质蛋白

蔬菜　　　　主食

晚餐 *Dinner*

优质蛋白

蔬菜　　　　主食

加餐 *Snack*

乳制品　　　　水果及其他

今日计划

喝水　　　　250ml/杯

运动　　　　**睡眠**

小时

笔记

知食记 *Foodie's Journal*

日期： / /

🕐 **早餐** *Breakfast*

	优质蛋白
蔬菜	主食

🕐 **午餐** *Lunch*

	优质蛋白
蔬菜	主食

🕐 **晚餐** *Dinner*

	优质蛋白
蔬菜	主食

➕ **加餐** *Snack*

乳制品	水果及其他

✅ **今日计划**

💧 **喝水**　　　　250ml/ 杯

🏃 **运动**　　　　🌙 **睡眠**

小时

✏️ **笔记**

知食记 *Foodie's Journal*

日期：　／　／

🕐 **早餐** *Breakfast*

优质蛋白

蔬菜　　　　主食

🕐 **午餐** *Lunch*

优质蛋白

蔬菜　　　　主食

🕐 **晚餐** *Dinner*

优质蛋白

蔬菜　　　　主食

➕ **加餐** *Snack*

乳制品　　　　水果及其他

✅ **今日计划**

🌊 **喝水**　　　　250ml/ 杯

🏃 **运动**　　　　🌙 **睡眠**

小时

✏️ **笔记**

知食记 *Foodie's Journal*

日期: ___ / ___ / ___

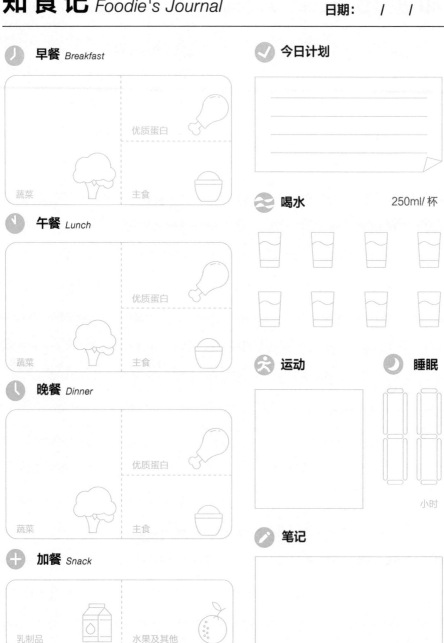

早餐 *Breakfast*

优质蛋白

蔬菜 主食

午餐 *Lunch*

优质蛋白

蔬菜 主食

晚餐 *Dinner*

优质蛋白

蔬菜 主食

加餐 *Snack*

乳制品 水果及其他

今日计划

喝水 250ml/ 杯

运动 睡眠

小时

笔记

知食记 *Foodie's Journal*

日期: / /

早餐 *Breakfast*

优质蛋白

蔬菜 主食

午餐 *Lunch*

优质蛋白

蔬菜 主食

晚餐 *Dinner*

优质蛋白

蔬菜 主食

加餐 *Snack*

乳制品 水果及其他

今日计划

喝水 250ml/杯

运动 睡眠

小时

笔记

知 食 记 *Foodie's Journal*

日期：　/　/

🕐 **早餐** *Breakfast*

优质蛋白

蔬菜　　　　　主食

🕐 **午餐** *Lunch*

优质蛋白

蔬菜　　　　　主食

🕐 **晚餐** *Dinner*

优质蛋白

蔬菜　　　　　主食

➕ **加餐** *Snack*

乳制品　　　　　水果及其他

✅ **今日计划**

〰️ **喝水**　　　　250ml/ 杯

🏃 **运动**　　　　🌙 **睡眠**

小时

✒️ **笔记**

知食记 *Foodie's Journal*

日期： ／ ／

早餐 *Breakfast*

优质蛋白

蔬菜　　　　　主食

午餐 *Lunch*

优质蛋白

蔬菜　　　　　主食

晚餐 *Dinner*

优质蛋白

蔬菜　　　　　主食

加餐 *Snack*

乳制品　　　　水果及其他

今日计划

喝水

250ml/ 杯

运动

睡眠

小时

笔记

知食记 *Foodie's Journal*

日期： / /

🕐 **早餐** *Breakfast*

优质蛋白

蔬菜　　　　主食

🕐 **午餐** *Lunch*

优质蛋白

蔬菜　　　　主食

🕐 **晚餐** *Dinner*

优质蛋白

蔬菜　　　　主食

➕ **加餐** *Snack*

乳制品　　　　水果及其他

✔️ **今日计划**

〰️ **喝水**　　　250ml/ 杯

🏃 **运动**　　　🌙 **睡眠**

小时

✏️ **笔记**

知食记 *Foodie's Journal*

日期：　/　/

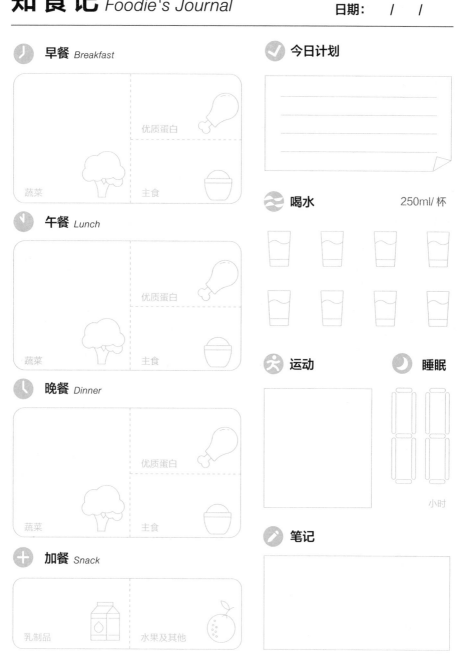

🕐 **早餐** *Breakfast*

优质蛋白

蔬菜　　　主食

🕐 **午餐** *Lunch*

优质蛋白

蔬菜　　　主食

🕐 **晚餐** *Dinner*

优质蛋白

蔬菜　　　主食

➕ **加餐** *Snack*

乳制品　　　水果及其他

✅ **今日计划**

🌊 **喝水**　　250ml/ 杯

🏃 **运动**　　🌙 **睡眠**

小时

✏️ **笔记**

知食记 *Foodie's Journal*

日期： / /

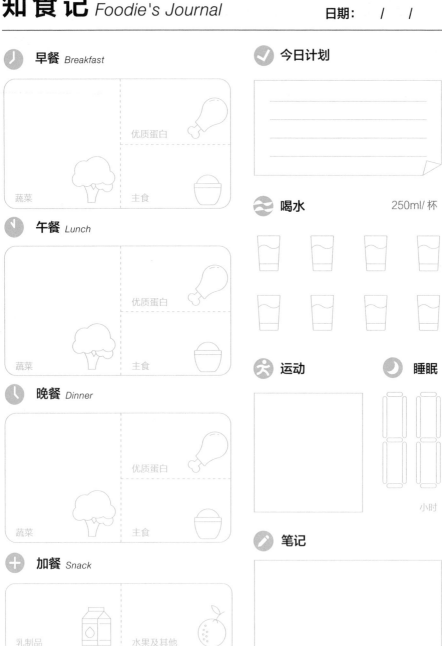

🕐 **早餐** *Breakfast*

优质蛋白

蔬菜　　　　　主食

🕐 **午餐** *Lunch*

优质蛋白

蔬菜　　　　　主食

🕐 **晚餐** *Dinner*

优质蛋白

蔬菜　　　　　主食

➕ **加餐** *Snack*

乳制品　　　　水果及其他

✅ **今日计划**

🌊 **喝水**　　　　250ml/ 杯

🏃 **运动**　　　　🌙 **睡眠**

小时

✏️ **笔记**

知食记 *Foodie's Journal*

日期：　／　／

🕐 早餐 *Breakfast*

优质蛋白

蔬菜　　　主食

🕐 午餐 *Lunch*

优质蛋白

蔬菜　　　主食

🕐 晚餐 *Dinner*

优质蛋白

蔬菜　　　主食

➕ 加餐 *Snack*

乳制品　　　水果及其他

✔️ 今日计划

〰️ 喝水　　　250ml/ 杯

🏃 运动

🌙 睡眠

小时

✏️ 笔记

知食记 *Foodie's Journal*

日期：　／　／

🕐 **早餐** *Breakfast*

优质蛋白

蔬菜　　　主食

🕐 **午餐** *Lunch*

优质蛋白

蔬菜　　　主食

🕐 **晚餐** *Dinner*

优质蛋白

蔬菜　　　主食

➕ **加餐** *Snack*

乳制品　　　水果及其他

✅ **今日计划**

🌊 **喝水**　　　250ml/ 杯

☀ **运动**

🌙 **睡眠**

小时

✍ **笔记**

知食记 *Foodie's Journal*

日期:　/　/

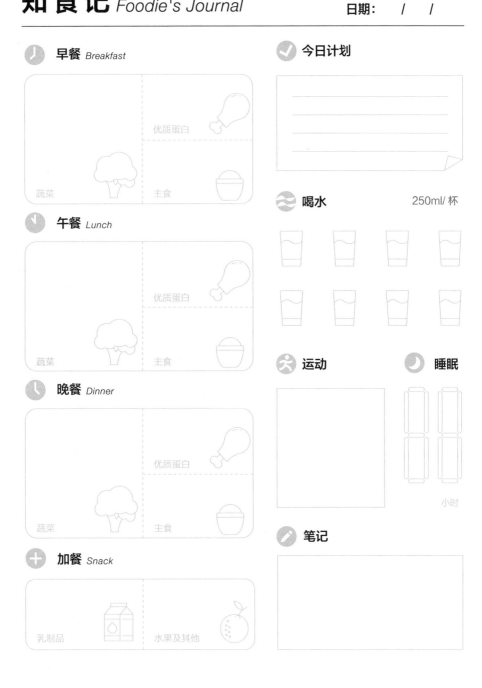

🕐 **早餐** *Breakfast*

优质蛋白

蔬菜　　　　主食

🕐 **午餐** *Lunch*

优质蛋白

蔬菜　　　　主食

🕐 **晚餐** *Dinner*

优质蛋白

蔬菜　　　　主食

➕ **加餐** *Snack*

乳制品　　　　水果及其他

✅ **今日计划**

🌊 **喝水**　　　　250ml/ 杯

🏃 **运动**　　　🌙 **睡眠**

小时

🖊 **笔记**

知食记 *Foodie's Journal*

日期：　/　/

🕐 早餐 *Breakfast*

优质蛋白

蔬菜　　　　主食

🕐 午餐 *Lunch*

优质蛋白

蔬菜　　　　主食

🕐 晚餐 *Dinner*

优质蛋白

蔬菜　　　　主食

➕ 加餐 *Snack*

乳制品　　　　水果及其他

✅ 今日计划

〰 喝水　　　　　250ml/ 杯

🏃 运动　　　　🌙 睡眠

小时

✏ 笔记

知 食 记 *Foodie's Journal*

日期： ／ ／

🕐 早餐 *Breakfast*

优质蛋白

蔬菜 主食

🕐 午餐 *Lunch*

优质蛋白

蔬菜 主食

🕐 晚餐 *Dinner*

优质蛋白

蔬菜 主食

➕ 加餐 *Snack*

乳制品 水果及其他

✔ 今日计划

〰 喝水

250ml/ 杯

🏃 运动

🌙 睡眠

小时

✏ 笔记

知食记 *Foodie's Journal*

日期: ／ ／

🕐 **早餐** *Breakfast*

优质蛋白

蔬菜　　　主食

🕐 **午餐** *Lunch*

优质蛋白

蔬菜　　　主食

🕐 **晚餐** *Dinner*

优质蛋白

蔬菜　　　主食

➕ **加餐** *Snack*

乳制品　　　水果及其他

✅ **今日计划**

〜 **喝水**　　　250ml/ 杯

🏃 **运动**　　　🌙 **睡眠**

小时

🖊 **笔记**

知 食 记 *Foodie's Journal*

日期： / /

🕐 **早餐** *Breakfast*

优质蛋白

蔬菜　　　主食

🕐 **午餐** *Lunch*

优质蛋白

蔬菜　　　主食

🕐 **晚餐** *Dinner*

优质蛋白

蔬菜　　　主食

➕ **加餐** *Snack*

乳制品　　　水果及其他

✔️ **今日计划**

〰️ **喝水**　　　250ml/ 杯

🏃 **运动**　　　🌙 **睡眠**

小时

✏️ **笔记**

知食记 *Foodie's Journal*

日期：　／　／

🕐 早餐 *Breakfast*

优质蛋白

蔬菜　　　主食

🕐 午餐 *Lunch*

优质蛋白

蔬菜　　　主食

🕐 晚餐 *Dinner*

优质蛋白

蔬菜　　　主食

➕ 加餐 *Snack*

乳制品　　　水果及其他

✅ 今日计划

〰️ 喝水　　　250ml/杯

🏃 运动

🌙 睡眠

小时

✏️ 笔记

知食记 *Foodie's Journal*

日期： / /

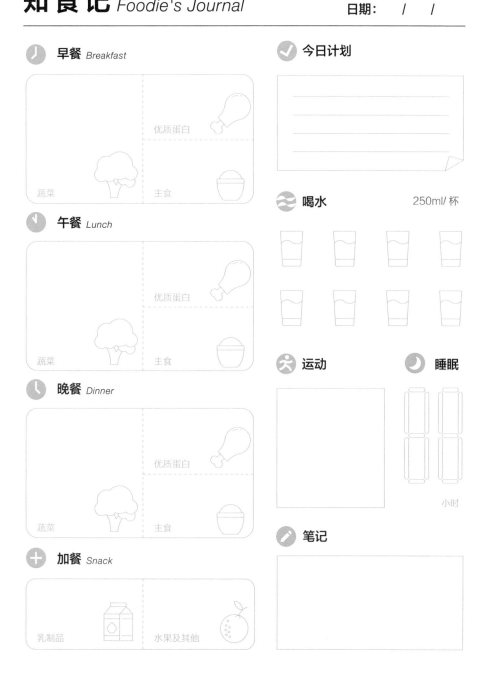

🕐 **早餐** *Breakfast*

优质蛋白

蔬菜　　主食

🕐 **午餐** *Lunch*

优质蛋白

蔬菜　　主食

🕐 **晚餐** *Dinner*

优质蛋白

蔬菜　　主食

➕ **加餐** *Snack*

乳制品　　水果及其他

✔ **今日计划**

〰 **喝水**　　250ml/ 杯

🏃 **运动**　　🌙 **睡眠**

小时

✏ **笔记**

知食记 *Foodie's Journal*

日期: ___ / ___ / ___

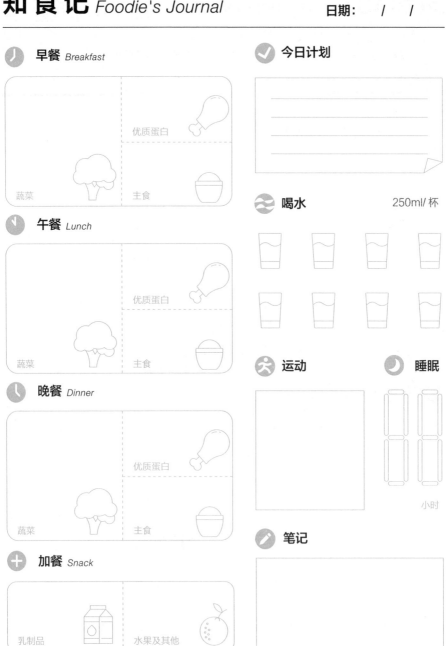

早餐 *Breakfast*

优质蛋白

蔬菜　　　主食

午餐 *Lunch*

优质蛋白

蔬菜　　　主食

晚餐 *Dinner*

优质蛋白

蔬菜　　　主食

加餐 *Snack*

乳制品　　　水果及其他

今日计划

喝水　　　　250ml/ 杯

运动　　　　**睡眠**

小时

笔记

知食记 *Foodie's Journal*

日期：　　/　　/

🕐 **早餐** *Breakfast*

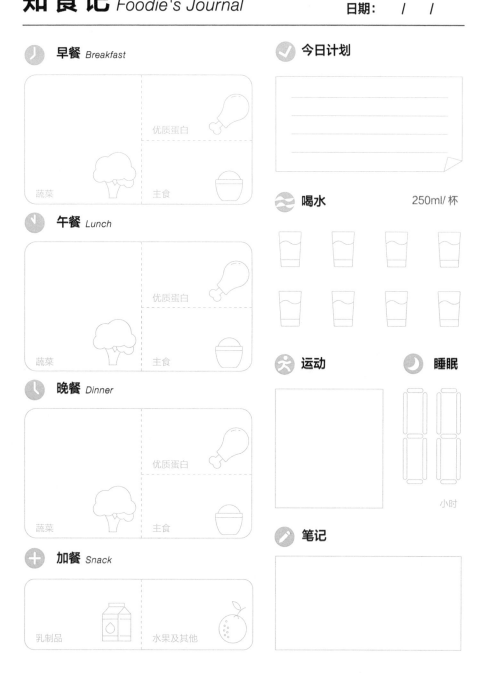

优质蛋白

蔬菜　　　　　　主食

🕐 **午餐** *Lunch*

优质蛋白

蔬菜　　　　　　主食

🕐 **晚餐** *Dinner*

优质蛋白

蔬菜　　　　　　主食

➕ **加餐** *Snack*

乳制品　　　　　　水果及其他

✔️ **今日计划**

〰️ **喝水**　　　　　　250ml/ 杯

🏃 **运动**　　　　🌙 **睡眠**

小时

🖊️ **笔记**

知食记 *Foodie's Journal*

日期: / /

🕐 **早餐** *Breakfast*

优质蛋白

蔬菜　　主食

🕐 **午餐** *Lunch*

优质蛋白

蔬菜　　主食

🕐 **晚餐** *Dinner*

优质蛋白

蔬菜　　主食

➕ **加餐** *Snack*

乳制品　　水果及其他

✅ **今日计划**

〰️ **喝水**　　250ml/ 杯

🏃 **运动**　　🌙 **睡眠**

小时

✏️ **笔记**

知食记 *Foodie's Journal*

日期： / /

🕐 早餐 *Breakfast*

优质蛋白

蔬菜　　　　　主食

🕐 午餐 *Lunch*

优质蛋白

蔬菜　　　　　主食

🕐 晚餐 *Dinner*

优质蛋白

蔬菜　　　　　主食

➕ 加餐 *Snack*

乳制品　　　　水果及其他

✅ 今日计划

🌊 喝水　　　　250ml/ 杯

🏃 运动　　　　🌙 睡眠

小时

✏️ 笔记

知食记 *Foodie's Journal*

日期：　／　／

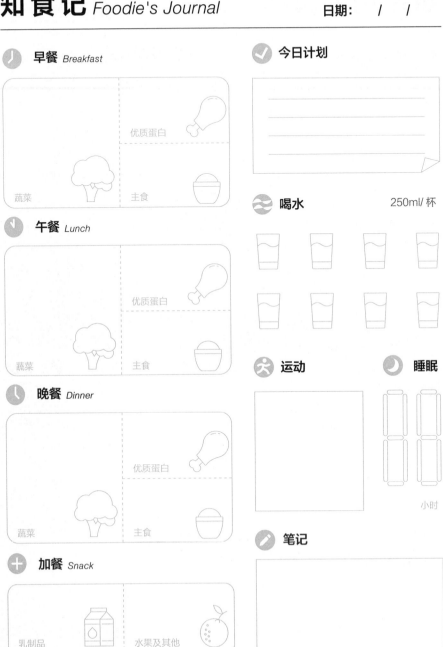

🕐 **早餐** *Breakfast*

优质蛋白

蔬菜　　主食

🕐 **午餐** *Lunch*

优质蛋白

蔬菜　　主食

🕐 **晚餐** *Dinner*

优质蛋白

蔬菜　　主食

➕ **加餐** *Snack*

乳制品　　水果及其他

✓ **今日计划**

〰 **喝水**　　250ml/ 杯

🏃 **运动**　　🌙 **睡眠**

小时

✏ **笔记**

知食记 *Foodie's Journal*

日期: / /

🕐 **早餐** *Breakfast*

| 优质蛋白 |
| 蔬菜 | 主食 |

🕐 **午餐** *Lunch*

| 优质蛋白 |
| 蔬菜 | 主食 |

🕐 **晚餐** *Dinner*

| 优质蛋白 |
| 蔬菜 | 主食 |

➕ **加餐** *Snack*

| 乳制品 | 水果及其他 |

✅ **今日计划**

〰️ **喝水**　　250ml/ 杯

🏃 **运动**　　🌙 **睡眠**

小时

✏️ **笔记**

知食记 *Foodie's Journal*

日期：　/　/

🕐 早餐 *Breakfast*

优质蛋白

蔬菜　　　　　　主食

🕐 午餐 *Lunch*

优质蛋白

蔬菜　　　　　　主食

🕐 晚餐 *Dinner*

优质蛋白

蔬菜　　　　　　主食

➕ 加餐 *Snack*

乳制品　　　　　水果及其他

✔ 今日计划

≋ 喝水　　　　　250ml/ 杯

🏃 运动　　　　🌙 睡眠

小时

✏ 笔记

知 食 记 *Foodie's Journal*

日期： / /

早餐 *Breakfast*

优质蛋白

蔬菜　　　　　主食

午餐 *Lunch*

优质蛋白

蔬菜　　　　　主食

晚餐 *Dinner*

优质蛋白

蔬菜　　　　　主食

加餐 *Snack*

乳制品　　　　水果及其他

今日计划

喝水　　　　　250ml/ 杯

运动　　　　　睡眠

小时

笔记

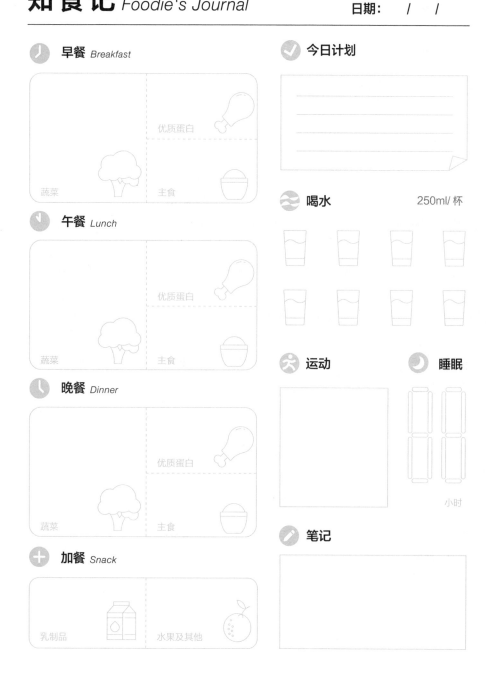

知食记 *Foodie's Journal*

日期: ___ / ___ / ___

🕐 **早餐** *Breakfast*

优质蛋白

蔬菜   主食

🕐 **午餐** *Lunch*

优质蛋白

蔬菜   主食

🕐 **晚餐** *Dinner*

优质蛋白

蔬菜   主食

➕ **加餐** *Snack*

乳制品   水果及其他

✅ **今日计划**

〰️ **喝水**   250ml/ 杯

🏃 **运动**   🌙 **睡眠**

小时

🖊️ **笔记**

知食记 *Foodie's Journal*

日期： / /

🕐 **早餐** *Breakfast*

优质蛋白

蔬菜　　　主食

🕐 **午餐** *Lunch*

优质蛋白

蔬菜　　　主食

🕐 **晚餐** *Dinner*

优质蛋白

蔬菜　　　主食

➕ **加餐** *Snack*

乳制品　　　水果及其他

✅ **今日计划**

🌊 **喝水**　　　250ml/ 杯

🏃 **运动**　　　🌙 **睡眠**

小时

✏️ **笔记**

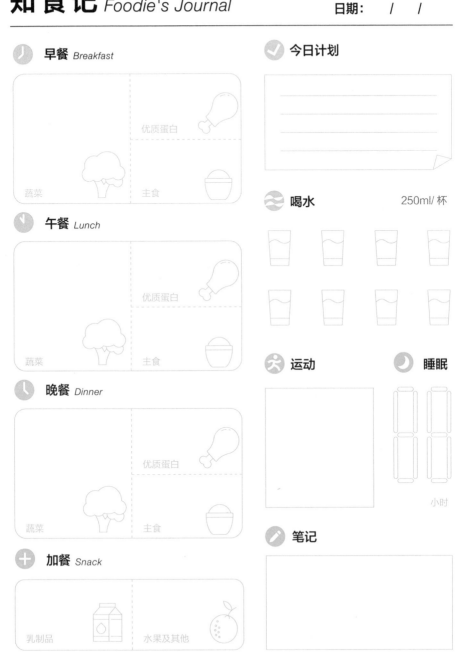

知 食 记 *Foodie's Journal*

日期：　　/　　/

🕐 **早餐** *Breakfast*

> 优质蛋白
>
> 蔬菜　　　　　主食

🕐 **午餐** *Lunch*

> 优质蛋白
>
> 蔬菜　　　　　主食

🕐 **晚餐** *Dinner*

> 优质蛋白
>
> 蔬菜　　　　　主食

➕ **加餐** *Snack*

> 乳制品　　　　水果及其他

✅ **今日计划**

🌊 **喝水**　　　　250ml/ 杯

✖ **运动**

🌙 **睡眠**

小时

✏ **笔记**

知食记 *Foodie's Journal*

日期: / /

🕐 **早餐** *Breakfast*

优质蛋白

蔬菜 主食

🕐 **午餐** *Lunch*

优质蛋白

蔬菜 主食

🕐 **晚餐** *Dinner*

优质蛋白

蔬菜 主食

➕ **加餐** *Snack*

乳制品 水果及其他

✔️ **今日计划**

〰️ **喝水** 250ml/ 杯

运动 **睡眠**

小时

✏️ **笔记**

知食记 *Foodie's Journal*

日期：　／　／

早餐 *Breakfast*

优质蛋白

蔬菜　　　　　主食

午餐 *Lunch*

优质蛋白

蔬菜　　　　　主食

晚餐 *Dinner*

优质蛋白

蔬菜　　　　　主食

加餐 *Snack*

乳制品　　　　水果及其他

今日计划

喝水

250ml/ 杯

运动

睡眠

小时

笔记

知食记 *Foodie's Journal*

日期： / /

🕐 **早餐** *Breakfast*

优质蛋白

蔬菜　　　主食

🕐 **午餐** *Lunch*

优质蛋白

蔬菜　　　主食

🕐 **晚餐** *Dinner*

优质蛋白

蔬菜　　　主食

➕ **加餐** *Snack*

乳制品　　　水果及其他

✔️ **今日计划**

〰️ **喝水**　　　250ml/ 杯

🏃 **运动**　　🌙 **睡眠**

小时

✏️ **笔记**

知食记 *Foodie's Journal*

日期： / /

🕐 **早餐** *Breakfast*

优质蛋白

蔬菜 主食

🕐 **午餐** *Lunch*

优质蛋白

蔬菜 主食

🕐 **晚餐** *Dinner*

优质蛋白

蔬菜 主食

➕ **加餐** *Snack*

乳制品 水果及其他

✅ **今日计划**

🌊 **喝水** 250ml/ 杯

🏃 **运动** 🌙 **睡眠**

小时

✏️ **笔记**

知食记 *Foodie's Journal*

日期: / /

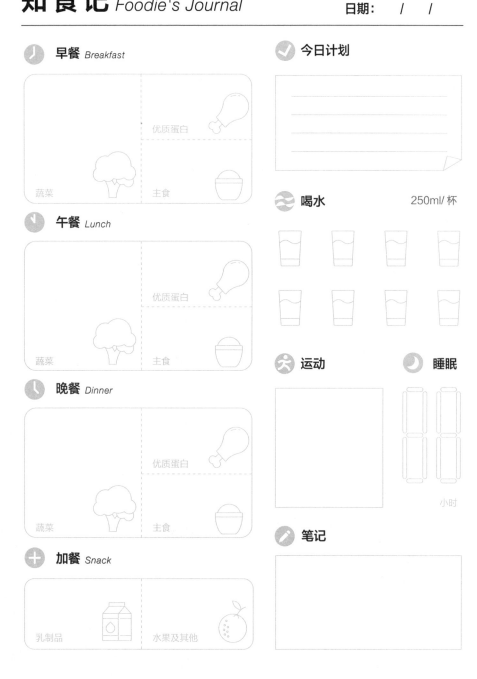

🕐 **早餐** *Breakfast*

优质蛋白
蔬菜 主食

🕐 **午餐** *Lunch*

优质蛋白
蔬菜 主食

🕐 **晚餐** *Dinner*

优质蛋白
蔬菜 主食

➕ **加餐** *Snack*

乳制品 水果及其他

✅ **今日计划**

〰️ **喝水** 250ml/ 杯

✳️ **运动** 🌙 **睡眠**

小时

🖊 **笔记**

知食记 *Foodie's Journal*

日期: ／ ／

🕐 早餐 *Breakfast*

优质蛋白

蔬菜 主食

🕐 午餐 *Lunch*

优质蛋白

蔬菜 主食

🕐 晚餐 *Dinner*

优质蛋白

蔬菜 主食

➕ 加餐 *Snack*

乳制品 水果及其他

✅ 今日计划

〰️ 喝水　　　　250ml/ 杯

✳️ 运动　　　🌙 睡眠

小时

🖊️ 笔记

知食记 *Foodie's Journal*

日期：　/　　/

🕐 **早餐** *Breakfast*

优质蛋白

蔬菜　　　　　　　主食

🕐 **午餐** *Lunch*

优质蛋白

蔬菜　　　　　　　主食

🕐 **晚餐** *Dinner*

优质蛋白

蔬菜　　　　　　　主食

➕ **加餐** *Snack*

乳制品　　　　　　水果及其他

✓ **今日计划**

〰 **喝水**　　　　　　250ml/ 杯

🏃 **运动**　　　　　🌙 **睡眠**

小时

✏ **笔记**

知食记 *Foodie's Journal*

日期: /   /

🕐 早餐 *Breakfast*

优质蛋白

蔬菜   主食

🕐 午餐 *Lunch*

优质蛋白

蔬菜   主食

🕐 晚餐 *Dinner*

优质蛋白

蔬菜   主食

➕ 加餐 *Snack*

乳制品   水果及其他

✔️ 今日计划

〰️ 喝水   250ml/ 杯

✳️ 运动   🌙 睡眠

小时

✏️ 笔记

知 食 记 *Foodie's Journal*

日期: / /

🕐 早餐 *Breakfast*

优质蛋白

蔬菜　　　　主食

🕐 午餐 *Lunch*

优质蛋白

蔬菜　　　　主食

🕐 晚餐 *Dinner*

优质蛋白

蔬菜　　　　主食

➕ 加餐 *Snack*

乳制品　　　　水果及其他

✅ 今日计划

〰️ 喝水

250ml/ 杯

🏃 运动

🌙 睡眠

小时

✏️ 笔记

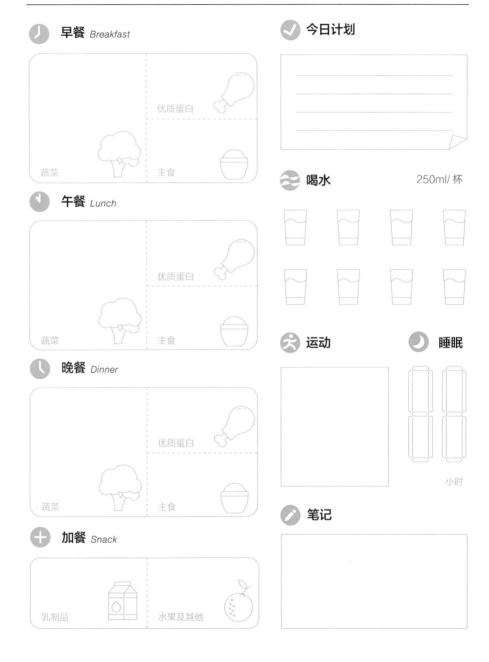

知食记 *Foodie's Journal*

日期： / /

早餐 *Breakfast*

优质蛋白

蔬菜   主食

午餐 *Lunch*

优质蛋白

蔬菜   主食

晚餐 *Dinner*

优质蛋白

蔬菜   主食

加餐 *Snack*

乳制品   水果及其他

今日计划

喝水   250ml/ 杯

运动   睡眠

小时

笔记

知食记 *Foodie's Journal*

日期： /   /

🕐 **早餐** *Breakfast*

优质蛋白

蔬菜   主食

🕐 **午餐** *Lunch*

优质蛋白

蔬菜   主食

🕐 **晚餐** *Dinner*

优质蛋白

蔬菜   主食

➕ **加餐** *Snack*

乳制品   水果及其他

✔️ **今日计划**

🌊 **喝水**   250ml/ 杯

🏃 **运动**   🌙 **睡眠**

小时

✒️ **笔记**

知食记 *Foodie's Journal*

日期: / /

🕐 **早餐** *Breakfast*

优质蛋白

蔬菜　　主食

🕐 **午餐** *Lunch*

优质蛋白

蔬菜　　主食

🕐 **晚餐** *Dinner*

优质蛋白

蔬菜　　主食

➕ **加餐** *Snack*

乳制品　　水果及其他

✅ **今日计划**

〰️ **喝水**　　　　250ml/ 杯

🏃 **运动**　　　　🌙 **睡眠**

小时

✏️ **笔记**

知食记 *Foodie's Journal*

日期： / /

🕐 **早餐** *Breakfast*

优质蛋白

蔬菜　　　　主食

🕐 **午餐** *Lunch*

优质蛋白

蔬菜　　　　主食

🕐 **晚餐** *Dinner*

优质蛋白

蔬菜　　　　主食

➕ **加餐** *Snack*

乳制品　　　　水果及其他

✅ **今日计划**

🌊 **喝水**　　　　250ml/ 杯

🏃 **运动**　　　　🌙 **睡眠**

小时

🖊 **笔记**

知食记 *Foodie's Journal*

日期: ___ / ___ / ___

🕐 早餐 *Breakfast*

优质蛋白

蔬菜　　　主食

🕐 午餐 *Lunch*

优质蛋白

蔬菜　　　主食

🕐 晚餐 *Dinner*

优质蛋白

蔬菜　　　主食

➕ 加餐 *Snack*

乳制品　　　水果及其他

✅ 今日计划

〜 喝水　　　250ml/ 杯

✖ 运动　　　🌙 睡眠

小时

✏ 笔记

知 食 记 *Foodie's Journal*

日期： / /

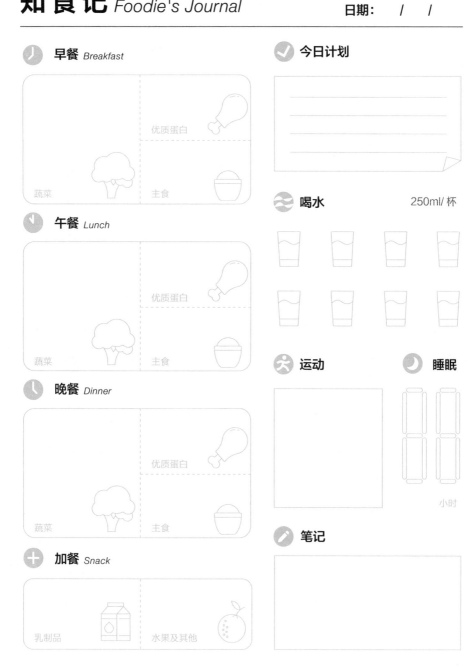

早餐 *Breakfast*

优质蛋白

蔬菜　　　　　　　主食

午餐 *Lunch*

优质蛋白

蔬菜　　　　　　　主食

晚餐 *Dinner*

优质蛋白

蔬菜　　　　　　　主食

加餐 *Snack*

乳制品　　　　　　水果及其他

今日计划

喝水　　　　　　250ml/ 杯

运动　　　　　　睡眠

小时

笔记

知食记 *Foodie's Journal*

日期: ／ ／

🕐 **早餐** *Breakfast*

优质蛋白

蔬菜　　　　主食

🕐 **午餐** *Lunch*

优质蛋白

蔬菜　　　　主食

🕐 **晚餐** *Dinner*

优质蛋白

蔬菜　　　　主食

➕ **加餐** *Snack*

乳制品　　　　水果及其他

✅ **今日计划**

🌊 **喝水**　　　　250ml/ 杯

🏃 **运动**　　　🌙 **睡眠**

小时

✏️ **笔记**

知食记 *Foodie's Journal*

日期: / /

🕐 **早餐** *Breakfast*

优质蛋白

蔬菜　　　主食

🕐 **午餐** *Lunch*

优质蛋白

蔬菜　　　主食

🕐 **晚餐** *Dinner*

优质蛋白

蔬菜　　　主食

➕ **加餐** *Snack*

乳制品　　　水果及其他

✓ **今日计划**

🌊 **喝水**　　　250ml/ 杯

🏃 **运动**　　　🌙 **睡眠**

小时

✏️ **笔记**

知食记 *Foodie's Journal*

日期: / /

🕐 **早餐** *Breakfast*

优质蛋白

蔬菜　　　主食

🕐 **午餐** *Lunch*

优质蛋白

蔬菜　　　主食

🕐 **晚餐** *Dinner*

优质蛋白

蔬菜　　　主食

➕ **加餐** *Snack*

乳制品　　　水果及其他

✅ **今日计划**

〰️ **喝水**　　　250ml/ 杯

🤸 **运动**　　　🌙 **睡眠**

小时

✏️ **笔记**

知食记 *Foodie's Journal*

日期： / /

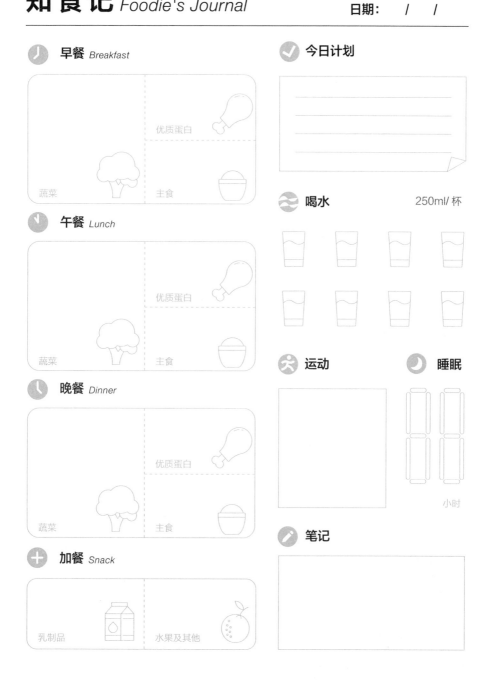

🕐 **早餐** *Breakfast*

优质蛋白

蔬菜　　　　主食

🕐 **午餐** *Lunch*

优质蛋白

蔬菜　　　　主食

🕐 **晚餐** *Dinner*

优质蛋白

蔬菜　　　　主食

➕ **加餐** *Snack*

乳制品　　　　水果及其他

✅ **今日计划**

〰️ **喝水**　　　250ml/ 杯

🏃 **运动**　　　🌙 **睡眠**

小时

✍️ **笔记**

知食记 *Foodie's Journal*

日期： / /

🕐 早餐 *Breakfast*

优质蛋白

蔬菜　　　　　　主食

🕐 午餐 *Lunch*

优质蛋白

蔬菜　　　　　　主食

🕐 晚餐 *Dinner*

优质蛋白

蔬菜　　　　　　主食

➕ 加餐 *Snack*

乳制品　　　　　水果及其他

✅ 今日计划

〰 喝水

250ml/ 杯

🏃 运动

🌙 睡眠

小时

✏ 笔记

知食记 *Foodie's Journal*

日期： / /

早餐 *Breakfast*

优质蛋白

蔬菜   主食

午餐 *Lunch*

优质蛋白

蔬菜   主食

晚餐 *Dinner*

优质蛋白

蔬菜   主食

加餐 *Snack*

乳制品   水果及其他

今日计划

喝水   250ml/ 杯

运动

睡眠

小时

笔记

知食记 *Foodie's Journal*

日期: / /

🕐 早餐 *Breakfast*

优质蛋白

蔬菜　　　　　主食

🕐 午餐 *Lunch*

优质蛋白

蔬菜　　　　　主食

🕐 晚餐 *Dinner*

优质蛋白

蔬菜　　　　　主食

➕ 加餐 *Snack*

乳制品　　　　水果及其他

✅ 今日计划

〰 喝水

250ml/ 杯

🏃 运动

🌙 睡眠

小时

✏ 笔记

知食记 *Foodie's Journal*

日期： / /

🕐 **早餐** *Breakfast*

	优质蛋白
蔬菜	主食

🕐 **午餐** *Lunch*

	优质蛋白
蔬菜	主食

🕐 **晚餐** *Dinner*

	优质蛋白
蔬菜	主食

➕ **加餐** *Snack*

乳制品	水果及其他

✓ **今日计划**

〰️ **喝水**　　　　250ml/ 杯

🏃 **运动**　　　　🌙 **睡眠**

小时

🖊 **笔记**

知食记 *Foodie's Journal*

日期: / /

🕐 **早餐** *Breakfast*

优质蛋白

蔬菜   主食

🕐 **午餐** *Lunch*

优质蛋白

蔬菜   主食

🕐 **晚餐** *Dinner*

优质蛋白

蔬菜   主食

➕ **加餐** *Snack*

乳制品   水果及其他

✓ **今日计划**

🌊 **喝水**   250ml/ 杯

🏃 **运动**   🌙 **睡眠**

小时

✏️ **笔记**

知 食 记 *Foodie's Journal*

日期: / /

🕐 早餐 *Breakfast*

优质蛋白

蔬菜　　　主食

🕐 午餐 *Lunch*

优质蛋白

蔬菜　　　主食

🕐 晚餐 *Dinner*

优质蛋白

蔬菜　　　主食

➕ 加餐 *Snack*

乳制品　　　水果及其他

✔ 今日计划

〰 喝水

250ml/ 杯

✳ 运动

🌙 睡眠

小时

✐ 笔记

知 食 记 *Foodie's Journal*

日期： / /

🕐 早餐 *Breakfast*

优质蛋白

蔬菜 主食

🕐 午餐 *Lunch*

优质蛋白

蔬菜 主食

🕐 晚餐 *Dinner*

优质蛋白

蔬菜 主食

➕ 加餐 *Snack*

乳制品 水果及其他

✓ 今日计划

≈ 喝水 250ml/ 杯

🏃 运动

🌙 睡眠

小时

✏ 笔记

知食记 *Foodie's Journal*

日期：　／　　／

🕐 早餐 *Breakfast*

优质蛋白

蔬菜　　　　主食

🕐 午餐 *Lunch*

优质蛋白

蔬菜　　　　主食

🕐 晚餐 *Dinner*

优质蛋白

蔬菜　　　　主食

➕ 加餐 *Snack*

乳制品　　　　水果及其他

✔️ 今日计划

〰️ 喝水　　　　250ml/ 杯

🏃 运动　　　🌙 睡眠

小时

✏️ 笔记

知 食 记 *Foodie's Journal*

日期: / /

早餐 *Breakfast*

优质蛋白

蔬菜　　　主食

午餐 *Lunch*

优质蛋白

蔬菜　　　主食

晚餐 *Dinner*

优质蛋白

蔬菜　　　主食

加餐 *Snack*

乳制品　　　水果及其他

今日计划

喝水　　　250ml/ 杯

运动　　　睡眠

小时

笔记

知 食 记 *Foodie's Journal*

日期： / /

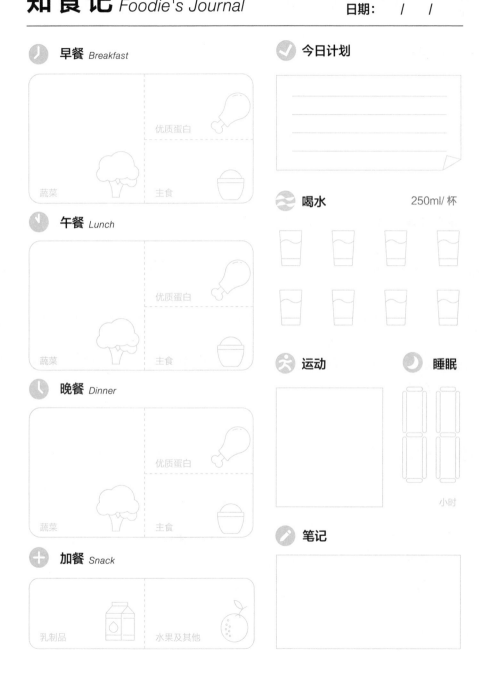

🕐 **早餐** *Breakfast*

优质蛋白

蔬菜　　　　　主食

🕐 **午餐** *Lunch*

优质蛋白

蔬菜　　　　　主食

🕐 **晚餐** *Dinner*

优质蛋白

蔬菜　　　　　主食

➕ **加餐** *Snack*

乳制品　　　　水果及其他

✅ **今日计划**

〰️ **喝水**　　　　　250ml/ 杯

😣 **运动**　　　🌙 **睡眠**

小时

✏️ **笔记**

知食记 *Foodie's Journal*

日期： / /

早餐 *Breakfast*

优质蛋白

蔬菜　　　　主食

午餐 *Lunch*

优质蛋白

蔬菜　　　　主食

晚餐 *Dinner*

优质蛋白

蔬菜　　　　主食

加餐 *Snack*

乳制品　　　　水果及其他

今日计划

喝水　　　　250ml/ 杯

运动　　　　**睡眠**

小时

笔记

知 食 记 *Foodie's Journal*

日期： / /

🕐 **早餐** *Breakfast*

优质蛋白

蔬菜　　　　　主食

🕐 **午餐** *Lunch*

优质蛋白

蔬菜　　　　　主食

🕐 **晚餐** *Dinner*

优质蛋白

蔬菜　　　　　主食

➕ **加餐** *Snack*

乳制品　　　　水果及其他

✅ **今日计划**

〰️ **喝水**　　　　　250ml/ 杯

🏃 **运动**　　　🌙 **睡眠**

小时

🖊️ **笔记**

知食记 *Foodie's Journal*

日期：　/　/

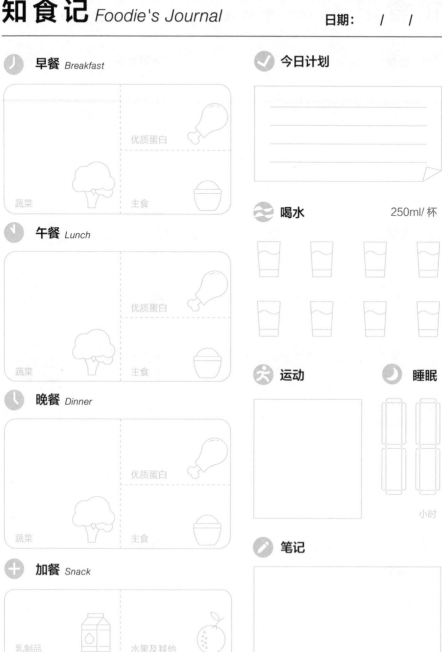

🕐 **早餐** *Breakfast*

优质蛋白

蔬菜　　　　主食

🕐 **午餐** *Lunch*

优质蛋白

蔬菜　　　　主食

🕐 **晚餐** *Dinner*

优质蛋白

蔬菜　　　　主食

➕ **加餐** *Snack*

乳制品　　　　水果及其他

✅ **今日计划**

🌊 **喝水**　　　　250ml/ 杯

✕ **运动**　　　🌙 **睡眠**

小时

✏️ **笔记**

知食记 *Foodie's Journal*

日期： / /

早餐 *Breakfast*

优质蛋白

蔬菜 | 主食

午餐 *Lunch*

优质蛋白

蔬菜 | 主食

晚餐 *Dinner*

优质蛋白

蔬菜 | 主食

加餐 *Snack*

乳制品 | 水果及其他

今日计划

喝水

250ml/ 杯

运动

睡眠

小时

笔记

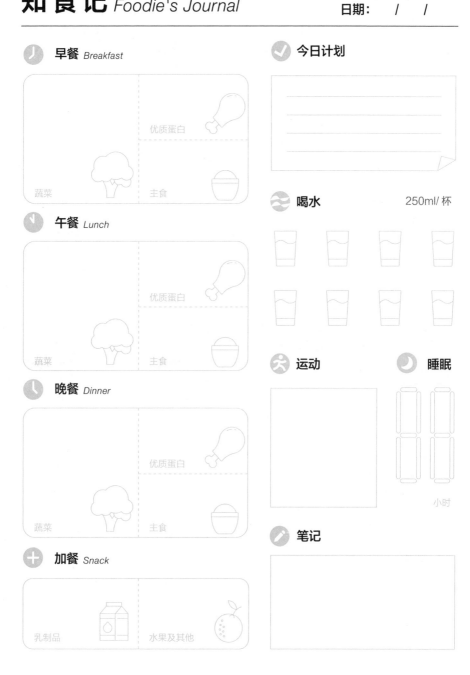

知食记 *Foodie's Journal*

日期： / /

早餐 *Breakfast*

优质蛋白

蔬菜　　　主食

午餐 *Lunch*

优质蛋白

蔬菜　　　主食

晚餐 *Dinner*

优质蛋白

蔬菜　　　主食

加餐 *Snack*

乳制品　　　水果及其他

今日计划

喝水　　　250ml/ 杯

运动

睡眠

小时

笔记

知食记 *Foodie's Journal*

日期：　/　　/

🕐 早餐 *Breakfast*

优质蛋白

蔬菜　　　　主食

🕐 午餐 *Lunch*

优质蛋白

蔬菜　　　　主食

🕐 晚餐 *Dinner*

优质蛋白

蔬菜　　　　主食

➕ 加餐 *Snack*

乳制品　　　　水果及其他

✅ 今日计划

〰 喝水　　　　250ml/ 杯

🏃 运动

🌙 睡眠

小时

✏ 笔记

知食记 *Foodie's Journal*

日期：　／　／

🕐 **早餐** *Breakfast*

优质蛋白

蔬菜　　　　　　　　　主食

🕐 **午餐** *Lunch*

优质蛋白

蔬菜　　　　　　　　　主食

🕐 **晚餐** *Dinner*

优质蛋白

蔬菜　　　　　　　　　主食

➕ **加餐** *Snack*

乳制品　　　　　　　水果及其他

✓ **今日计划**

🌊 **喝水**　　　　　　250ml/ 杯

🏃 **运动**　　　　🌙 **睡眠**

小时

✏ **笔记**

知食记 *Foodie's Journal*

日期: / /

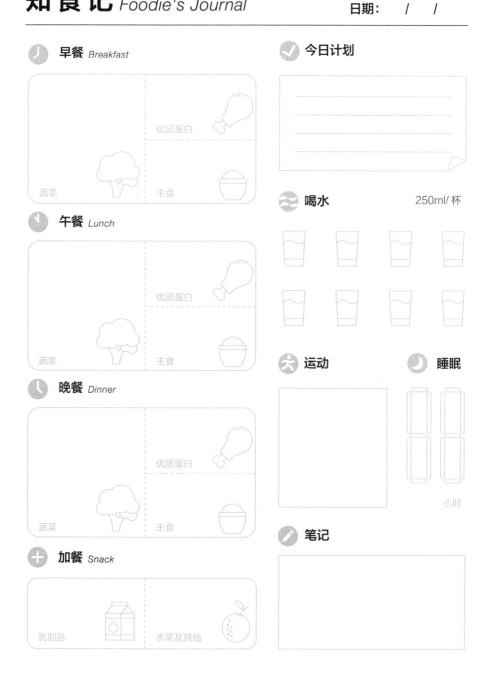

早餐 *Breakfast*

优质蛋白

蔬菜　主食

午餐 *Lunch*

优质蛋白

蔬菜　主食

晚餐 *Dinner*

优质蛋白

蔬菜　主食

加餐 *Snack*

乳制品　水果及其他

今日计划

喝水　250ml/ 杯

运动　睡眠

小时

笔记

知食记 *Foodie's Journal*

日期： / /

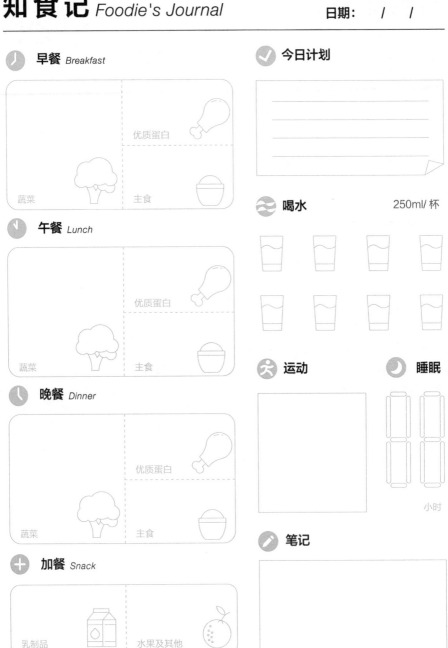

🕐 **早餐** *Breakfast*

优质蛋白

蔬菜 主食

🕐 **午餐** *Lunch*

优质蛋白

蔬菜 主食

🕐 **晚餐** *Dinner*

优质蛋白

蔬菜 主食

➕ **加餐** *Snack*

乳制品 水果及其他

✓ **今日计划**

🌊 **喝水** 250ml/ 杯

🏃 **运动** 🌙 **睡眠**

小时

🖊 **笔记**

知食记 *Foodie's Journal*

日期: / /

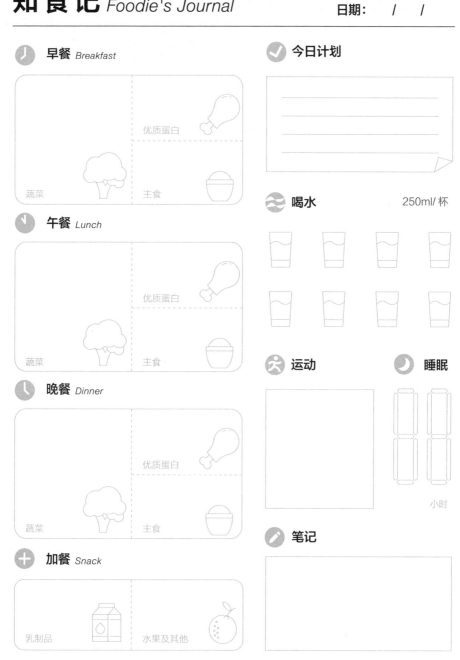

🕐 **早餐** *Breakfast*

优质蛋白

蔬菜　　　　主食

🕐 **午餐** *Lunch*

优质蛋白

蔬菜　　　　主食

🕐 **晚餐** *Dinner*

优质蛋白

蔬菜　　　　主食

➕ **加餐** *Snack*

乳制品　　　　水果及其他

✅ **今日计划**

〰 **喝水**　　　　250ml/ 杯

🏃 **运动**　　　🌙 **睡眠**

小时

🖊 **笔记**

知食记 *Foodie's Journal*

日期： / /

🕐 **早餐** *Breakfast*

优质蛋白

蔬菜　　　　　　　主食

🕐 **午餐** *Lunch*

优质蛋白

蔬菜　　　　　　　主食

🕐 **晚餐** *Dinner*

优质蛋白

蔬菜　　　　　　　主食

➕ **加餐** *Snack*

乳制品　　　　　　水果及其他

✅ **今日计划**

〰️ **喝水**　　　　　250ml/ 杯

🏃 **运动**　　　🌙 **睡眠**

小时

🖊 **笔记**

知食记 *Foodie's Journal*

日期： ／ ／

早餐 *Breakfast*

优质蛋白

蔬菜　　　　主食

午餐 *Lunch*

优质蛋白

蔬菜　　　　主食

晚餐 *Dinner*

优质蛋白

蔬菜　　　　主食

加餐 *Snack*

乳制品　　　　水果及其他

今日计划

喝水 250ml／杯

运动　　　　**睡眠**

小时

笔记

知 食 记 *Foodie's Journal*

日期： / /

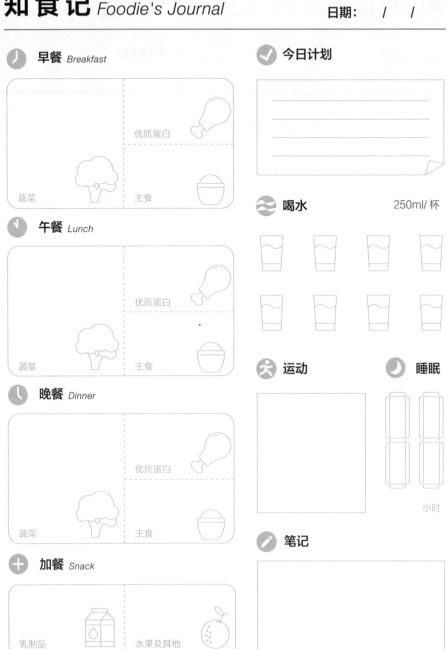

🕐 **早餐** *Breakfast*

优质蛋白

蔬菜　　主食

🕐 **午餐** *Lunch*

优质蛋白

蔬菜　　主食

🕐 **晚餐** *Dinner*

优质蛋白

蔬菜　　主食

➕ **加餐** *Snack*

乳制品　　水果及其他

✅ **今日计划**

🌊 **喝水**　　250ml/ 杯

🏃 **运动**　　🌙 **睡眠**

小时

🖊 **笔记**

知食记 *Foodie's Journal*

日期： / /

🕐 **早餐** *Breakfast*

优质蛋白

蔬菜　　　　主食

🕐 **午餐** *Lunch*

优质蛋白

蔬菜　　　　主食

🕐 **晚餐** *Dinner*

优质蛋白

蔬菜　　　　主食

➕ **加餐** *Snack*

乳制品　　　　水果及其他

✅ **今日计划**

🌊 **喝水**　　　　250ml/ 杯

🤸 **运动**　　　　🌙 **睡眠**

小时

🖊 **笔记**

知食记 *Foodie's Journal*

日期： / /

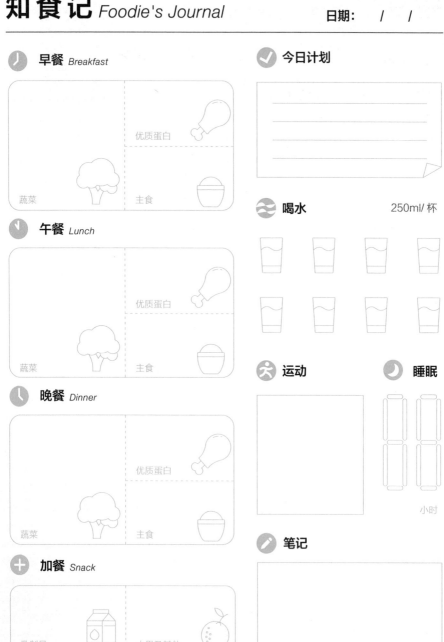

🕐 **早餐** *Breakfast*

优质蛋白

蔬菜　　主食

🕐 **午餐** *Lunch*

优质蛋白

蔬菜　　主食

🕐 **晚餐** *Dinner*

优质蛋白

蔬菜　　主食

➕ **加餐** *Snack*

乳制品　　水果及其他

✅ **今日计划**

🌊 **喝水**　　250ml/ 杯

✳ **运动**

🌙 **睡眠**

小时

✏ **笔记**

知食记 *Foodie's Journal*

日期: / /

早餐 *Breakfast*

优质蛋白

蔬菜 主食

午餐 *Lunch*

优质蛋白

蔬菜 主食

晚餐 *Dinner*

优质蛋白

蔬菜 主食

加餐 *Snack*

乳制品 水果及其他

今日计划

喝水 250ml/ 杯

运动

睡眠

小时

笔记

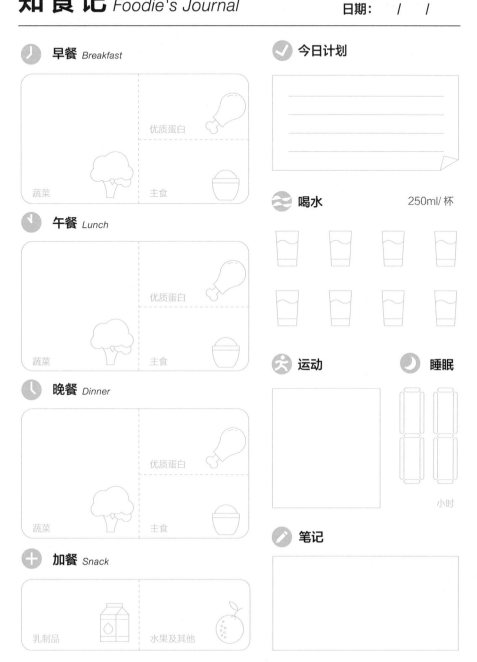

知食记 *Foodie's Journal*

日期：　/　/

🕐 **早餐** *Breakfast*

优质蛋白

蔬菜　　　主食

🕐 **午餐** *Lunch*

优质蛋白

蔬菜　　　主食

🕐 **晚餐** *Dinner*

优质蛋白

蔬菜　　　主食

➕ **加餐** *Snack*

乳制品　　　水果及其他

✅ **今日计划**

〰️ **喝水**　　　　250ml/ 杯

🏃 **运动**　　　　🌙 **睡眠**

小时

✏️ **笔记**

知食记 *Foodie's Journal*

日期： / /

早餐 *Breakfast*

优质蛋白

蔬菜　　　　主食

午餐 *Lunch*

优质蛋白

蔬菜　　　　主食

晚餐 *Dinner*

优质蛋白

蔬菜　　　　主食

加餐 *Snack*

乳制品　　　　水果及其他

今日计划

喝水　　　250ml/ 杯

运动　　　**睡眠**

小时

笔记

知食记 *Foodie's Journal*

日期： / /

🕐 **早餐** *Breakfast*

优质蛋白

蔬菜　　　　　　　主食

🕐 **午餐** *Lunch*

优质蛋白

蔬菜　　　　　　　主食

🕐 **晚餐** *Dinner*

优质蛋白

蔬菜　　　　　　　主食

➕ **加餐** *Snack*

乳制品　　　　　　水果及其他

✅ **今日计划**

🌊 **喝水**　　　　　　250ml/ 杯

🏃 **运动**　　　　　🌙 **睡眠**

小时

✏️ **笔记**

知食记 *Foodie's Journal*

日期: ___ / ___ / ___

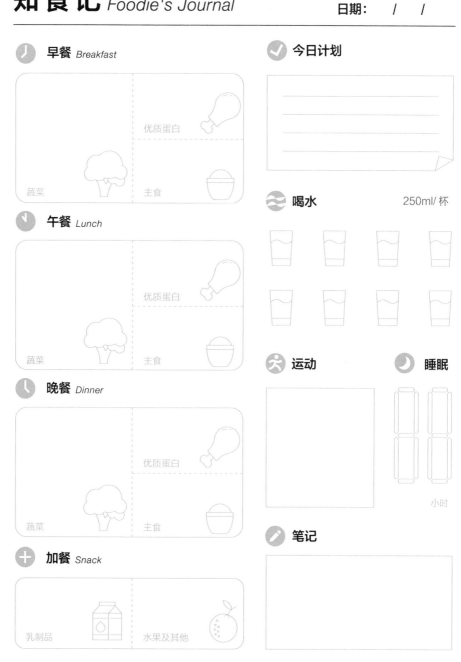

早餐 *Breakfast*

优质蛋白

蔬菜　　　主食

午餐 *Lunch*

优质蛋白

蔬菜　　　主食

晚餐 *Dinner*

优质蛋白

蔬菜　　　主食

加餐 *Snack*

乳制品　　　水果及其他

今日计划

喝水　　　250ml/ 杯

运动

睡眠

小时

笔记

知食记 *Foodie's Journal*

日期: /   /

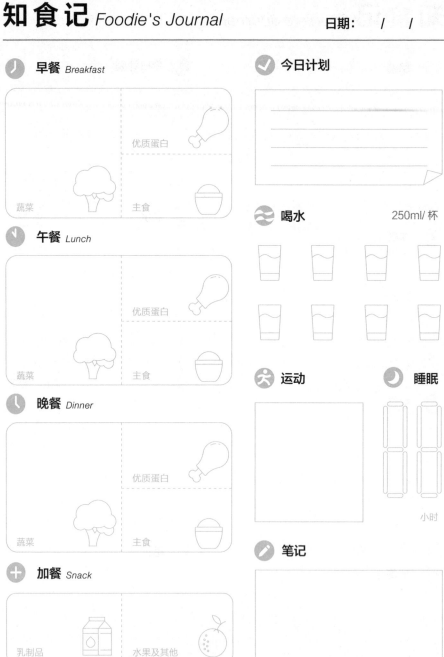

早餐 *Breakfast*

优质蛋白

蔬菜   主食

午餐 *Lunch*

优质蛋白

蔬菜   主食

晚餐 *Dinner*

优质蛋白

蔬菜   主食

加餐 *Snack*

乳制品   水果及其他

今日计划

喝水   250ml/ 杯

运动   睡眠

小时

笔记

知食记 *Foodie's Journal*

日期: / /

早餐 *Breakfast*

优质蛋白

蔬菜　　　　主食

午餐 *Lunch*

优质蛋白

蔬菜　　　　主食

晚餐 *Dinner*

优质蛋白

蔬菜　　　　主食

加餐 *Snack*

乳制品　　　　水果及其他

今日计划

喝水　　　　250ml/ 杯

运动　　　　**睡眠**

小时

笔记

知食记 *Foodie's Journal*

日期：　/　/

🕐 早餐 *Breakfast*

优质蛋白

蔬菜　　　　主食

🕐 午餐 *Lunch*

优质蛋白

蔬菜　　　　主食

🕐 晚餐 *Dinner*

优质蛋白

蔬菜　　　　主食

➕ 加餐 *Snack*

乳制品　　　　水果及其他

✔ 今日计划

〰 喝水　　　　250ml/ 杯

🏃 运动　　　🌙 睡眠

小时

✏ 笔记

知 食 记 *Foodie's Journal*

日期：　／　／

🕐 早餐 *Breakfast*

优质蛋白

蔬菜　　　　　　主食

🕐 午餐 *Lunch*

优质蛋白

蔬菜　　　　　　主食

🕐 晚餐 *Dinner*

优质蛋白

蔬菜　　　　　　主食

➕ 加餐 *Snack*

乳制品　　　　　水果及其他

✅ 今日计划

〰 喝水

250ml/ 杯

🏃 运动

🌙 睡眠

小时

✏ 笔记

知食记 *Foodie's Journal*

日期：　／　／

🕐 **早餐** *Breakfast*

优质蛋白

蔬菜　　　　主食

🕐 **午餐** *Lunch*

优质蛋白

蔬菜　　　　主食

🕐 **晚餐** *Dinner*

优质蛋白

蔬菜　　　　主食

➕ **加餐** *Snack*

乳制品　　　　水果及其他

✅ **今日计划**

💧 **喝水**　　250ml/ 杯

🏃 **运动**　　　🌙 **睡眠**

小时

🖊 **笔记**

知食记 *Foodie's Journal*

日期：　／　／

早餐 *Breakfast*

优质蛋白

蔬菜　　主食

午餐 *Lunch*

优质蛋白

蔬菜　　主食

晚餐 *Dinner*

优质蛋白

蔬菜　　主食

加餐 *Snack*

乳制品　　水果及其他

今日计划

喝水　　250ml/ 杯

运动　　**睡眠**

小时

笔记

知食记 *Foodie's Journal*

日期：　/　/

🕐 **早餐** *Breakfast*

优质蛋白

蔬菜　　主食

🕐 **午餐** *Lunch*

优质蛋白

蔬菜　　主食

🕐 **晚餐** *Dinner*

优质蛋白

蔬菜　　主食

➕ **加餐** *Snack*

乳制品　　水果及其他

✅ **今日计划**

〰️ **喝水**　　250ml/ 杯

🏃 **运动**　　🌙 **睡眠**

小时

✏️ **笔记**

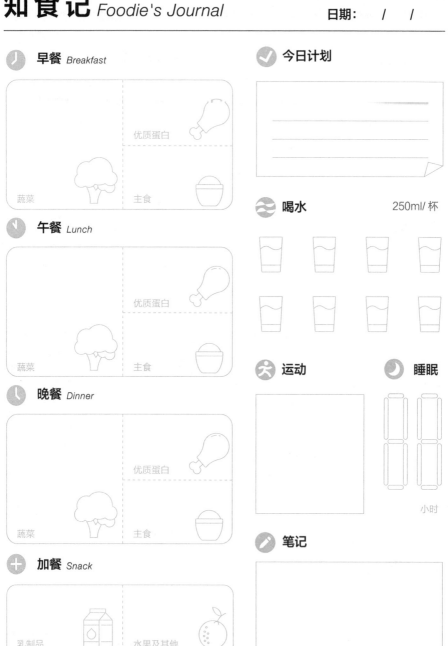

知食记 *Foodie's Journal*

日期： / /

早餐 *Breakfast*

优质蛋白

蔬菜　　　　主食

午餐 *Lunch*

优质蛋白

蔬菜　　　　主食

晚餐 *Dinner*

优质蛋白

蔬菜　　　　主食

加餐 *Snack*

乳制品　　　　水果及其他

今日计划

喝水　　　　250ml/ 杯

运动　　　　**睡眠**

小时

笔记

知食记 *Foodie's Journal*

日期：　 / 　 /

🕐 早餐 *Breakfast*

优质蛋白

蔬菜　　　　　　主食

🕐 午餐 *Lunch*

优质蛋白

蔬菜　　　　　　主食

🕐 晚餐 *Dinner*

优质蛋白

蔬菜　　　　　　主食

➕ 加餐 *Snack*

乳制品　　　　　水果及其他

✅ 今日计划

🌊 喝水　　　　　250ml/ 杯

🏃 运动　　　　　🌙 睡眠

小时

✏️ 笔记

知食记 *Foodie's Journal*

日期: / /

🕐 **早餐** *Breakfast*

优质蛋白

蔬菜　　主食

🕐 **午餐** *Lunch*

优质蛋白

蔬菜　　主食

🕐 **晚餐** *Dinner*

优质蛋白

蔬菜　　主食

➕ **加餐** *Snack*

乳制品　　水果及其他

✅ **今日计划**

🌊 **喝水**　　250ml/ 杯

🏃 **运动**　　🌙 **睡眠**

小时

✏️ **笔记**

知食记 *Foodie's Journal*

日期: /   /

早餐 *Breakfast*

优质蛋白

蔬菜   主食

午餐 *Lunch*

优质蛋白

蔬菜   主食

晚餐 *Dinner*

优质蛋白

蔬菜   主食

加餐 *Snack*

乳制品   水果及其他

今日计划

喝水   250ml/ 杯

运动   睡眠

小时

笔记

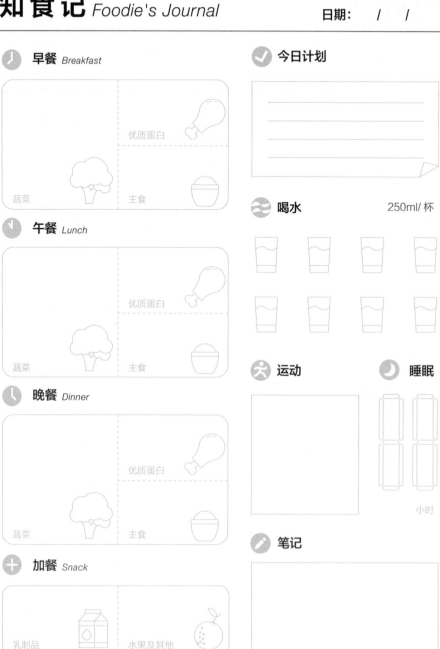

知食记 *Foodie's Journal*

日期：　／　／

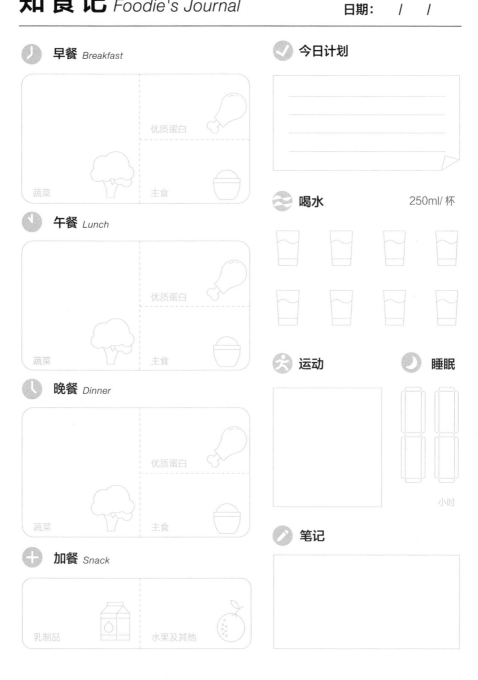

🕐 早餐 *Breakfast*

优质蛋白

蔬菜　主食

🕐 午餐 *Lunch*

优质蛋白

蔬菜　主食

🕐 晚餐 *Dinner*

优质蛋白

蔬菜　主食

➕ 加餐 *Snack*

乳制品　水果及其他

✅ 今日计划

🌊 喝水

250ml/ 杯

🏃 运动

🌙 睡眠

小时

✏️ 笔记

知 食 记 *Foodie's Journal*

日期: / /

🕐 早餐 *Breakfast*

优质蛋白

蔬菜　　　主食

🕐 午餐 *Lunch*

优质蛋白

蔬菜　　　主食

🕐 晚餐 *Dinner*

优质蛋白

蔬菜　　　主食

➕ 加餐 *Snack*

乳制品　　　水果及其他

✅ 今日计划

🌊 喝水　　　250ml/ 杯

🏃 运动

🌙 睡眠

小时

✏️ 笔记

知食记 *Foodie's Journal*

日期： / /

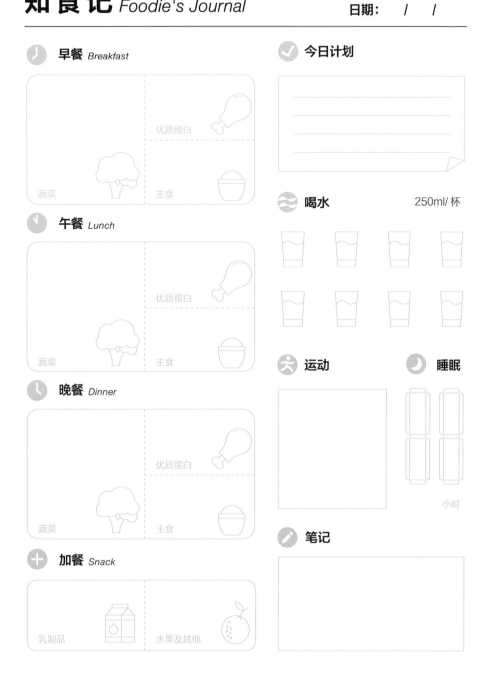

🕐 **早餐** *Breakfast*

优质蛋白

蔬菜　　　　　　主食

🕐 **午餐** *Lunch*

优质蛋白

蔬菜　　　　　　主食

🕐 **晚餐** *Dinner*

优质蛋白

蔬菜　　　　　　主食

➕ **加餐** *Snack*

乳制品　　　　　水果及其他

✅ **今日计划**

〰️ **喝水**　　　　　250ml/ 杯

🏃 **运动**　　　　　🌙 **睡眠**

小时

✏️ **笔记**

知 食 记 *Foodie's Journal*

日期： / /

🕐 **早餐** *Breakfast*

优质蛋白

蔬菜　　　　主食

🕐 **午餐** *Lunch*

优质蛋白

蔬菜　　　　主食

🕐 **晚餐** *Dinner*

优质蛋白

蔬菜　　　　主食

➕ **加餐** *Snack*

乳制品　　　　水果及其他

☑️ **今日计划**

〰️ **喝水**　　　　250ml/ 杯

🏃 **运动**　　　🌙 **睡眠**

小时

✏️ **笔记**

知食记 *Foodie's Journal*

日期: / /

早餐 *Breakfast*

优质蛋白

蔬菜 主食

午餐 *Lunch*

优质蛋白

蔬菜 主食

晚餐 *Dinner*

优质蛋白

蔬菜 主食

加餐 *Snack*

乳制品 水果及其他

今日计划

喝水 250ml/ 杯

运动 **睡眠**

小时

笔记

知食记 *Foodie's Journal*

日期：　　/　　/

🕐 早餐 *Breakfast*

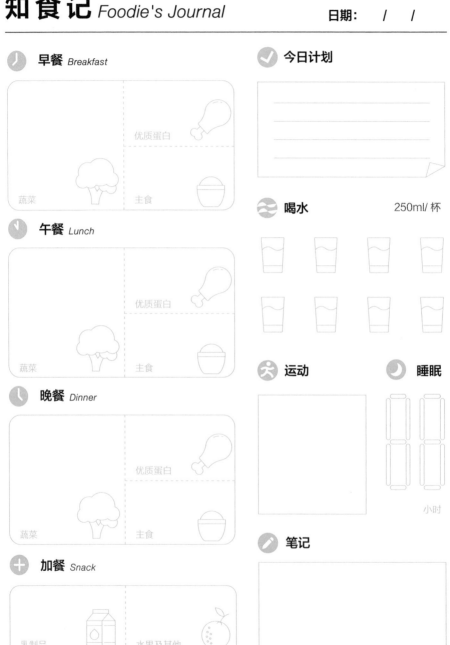

优质蛋白

蔬菜　　　　　　主食

🕐 午餐 *Lunch*

优质蛋白

蔬菜　　　　　　主食

🕐 晚餐 *Dinner*

优质蛋白

蔬菜　　　　　　主食

➕ 加餐 *Snack*

乳制品　　　　　水果及其他

✅ 今日计划

〰️ 喝水　　　　　　250ml/ 杯

🏃 运动

🌙 睡眠

小时

✏️ 笔记

知 食 记 *Foodie's Journal*

日期：　/　/

早餐 *Breakfast*

优质蛋白

蔬菜　　　　　主食

午餐 *Lunch*

优质蛋白

蔬菜　　　　　主食

晚餐 *Dinner*

优质蛋白

蔬菜　　　　　主食

加餐 *Snack*

乳制品　　　　水果及其他

今日计划

喝水　　　　　250ml/ 杯

运动　　　　　睡眠

小时

笔记

知食记 *Foodie's Journal*

日期: / /

🕐 早餐 *Breakfast*

优质蛋白

蔬菜 | 主食

🕐 午餐 *Lunch*

优质蛋白

蔬菜 | 主食

🕐 晚餐 *Dinner*

优质蛋白

蔬菜 | 主食

➕ 加餐 *Snack*

乳制品 | 水果及其他

✅ 今日计划

〰️ 喝水

250ml/ 杯

✖️ 运动

🌙 睡眠

小时

✏️ 笔记

知食记 *Foodie's Journal*

日期： / /

🕐 **早餐** *Breakfast*

优质蛋白

蔬菜　　　　　主食

🕐 **午餐** *Lunch*

优质蛋白

蔬菜　　　　　主食

🕐 **晚餐** *Dinner*

优质蛋白

蔬菜　　　　　主食

➕ **加餐** *Snack*

乳制品　　　　水果及其他

✅ **今日计划**

🌊 **喝水**　　　　　250ml/ 杯

🏃 **运动**　　　　🌙 **睡眠**

小时

✏️ **笔记**

知食记 *Foodie's Journal*

日期： / /

🕐 早餐 *Breakfast*

优质蛋白

蔬菜　　　主食

🕐 午餐 *Lunch*

优质蛋白

蔬菜　　　主食

🕐 晚餐 *Dinner*

优质蛋白

蔬菜　　　主食

➕ 加餐 *Snack*

乳制品　　　水果及其他

✅ 今日计划

〰️ 喝水　　　250ml/ 杯

✳️ 运动　　　🌙 睡眠

小时

✏️ 笔记

知食记 *Foodie's Journal*

日期： / /

🕐 **早餐** *Breakfast*

优质蛋白

蔬菜　　　　主食

🕐 **午餐** *Lunch*

优质蛋白

蔬菜　　　　主食

🕐 **晚餐** *Dinner*

优质蛋白

蔬菜　　　　主食

➕ **加餐** *Snack*

乳制品　　　　水果及其他

✓ **今日计划**

〰 **喝水**　　　　250ml/ 杯

🏃 **运动**　　　　🌙 **睡眠**

小时

✏ **笔记**

知食记 *Foodie's Journal*

日期：　／　／

🕐 早餐 *Breakfast*

优质蛋白

蔬菜　　　　　主食

🕐 午餐 *Lunch*

优质蛋白

蔬菜　　　　　主食

🕐 晚餐 *Dinner*

优质蛋白

蔬菜　　　　　主食

➕ 加餐 *Snack*

乳制品　　　　　水果及其他

✓ 今日计划

〰 喝水　　　250ml/ 杯

🏃 运动

🌙 睡眠

小时

✎ 笔记

知食记 *Foodie's Journal*

日期：　/　　/

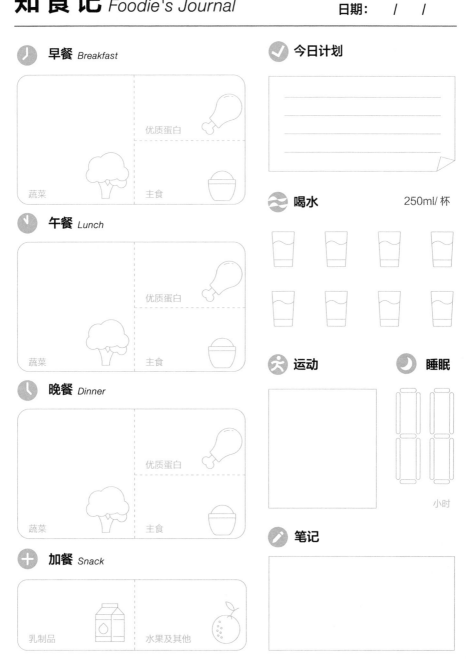

早餐 *Breakfast*

优质蛋白

蔬菜　　　　主食

午餐 *Lunch*

优质蛋白

蔬菜　　　　主食

晚餐 *Dinner*

优质蛋白

蔬菜　　　　主食

加餐 *Snack*

乳制品　　　　水果及其他

今日计划

喝水　　　250ml/ 杯

运动　　　睡眠

小时

笔记

知食记 *Foodie's Journal*

日期：　　/　　/

🕐 **早餐** *Breakfast*

优质蛋白

蔬菜　　　　主食

🕐 **午餐** *Lunch*

优质蛋白

蔬菜　　　　主食

🕐 **晚餐** *Dinner*

优质蛋白

蔬菜　　　　主食

➕ **加餐** *Snack*

乳制品　　　　水果及其他

✔️ **今日计划**

🌊 **喝水**　　　　250ml/ 杯

🏃 **运动**　　　　🌙 **睡眠**

小时

✏️ **笔记**

知食记 *Foodie's Journal*

日期: / /

🕐 **早餐** *Breakfast*

优质蛋白

蔬菜　　　　　　主食

🕐 **午餐** *Lunch*

优质蛋白

蔬菜　　　　　　主食

🕐 **晚餐** *Dinner*

优质蛋白

蔬菜　　　　　　主食

➕ **加餐** *Snack*

乳制品　　　　　水果及其他

✔️ **今日计划**

🌊 **喝水**　　　　　　250ml/ 杯

🏃 **运动**　　　　　🌙 **睡眠**

小时

🖊️ **笔记**

知食记 *Foodie's Journal*

日期： / /

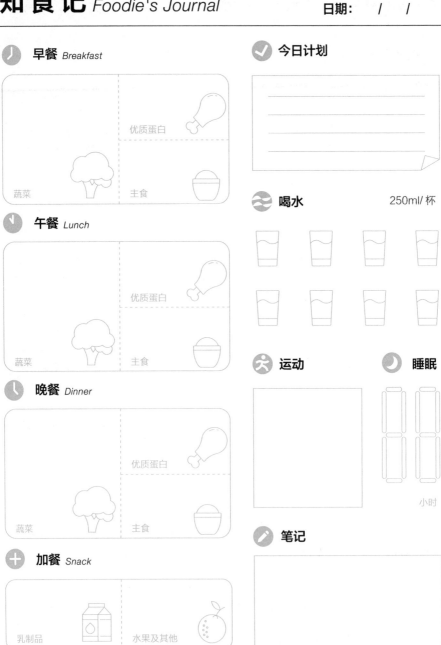

🕐 **早餐** *Breakfast*

优质蛋白

蔬菜　　　　主食

🕐 **午餐** *Lunch*

优质蛋白

蔬菜　　　　主食

🕐 **晚餐** *Dinner*

优质蛋白

蔬菜　　　　主食

➕ **加餐** *Snack*

乳制品　　　　水果及其他

✅ **今日计划**

🌊 **喝水**　　　　250ml/ 杯

🏃 **运动**　　　　🌙 **睡眠**

小时

✏️ **笔记**

知食记 *Foodie's Journal*

日期：　／　／

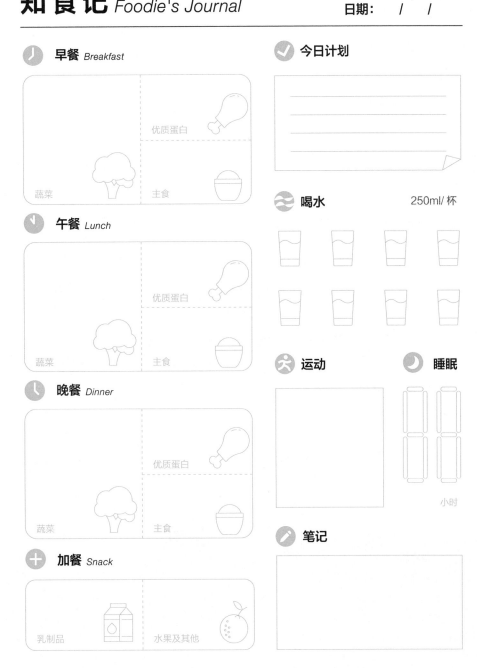

🕐 **早餐** *Breakfast*

优质蛋白

蔬菜　主食

🕐 **午餐** *Lunch*

优质蛋白

蔬菜　主食

🕐 **晚餐** *Dinner*

优质蛋白

蔬菜　主食

➕ **加餐** *Snack*

乳制品　水果及其他

✅ **今日计划**

〰️ **喝水**　250ml/ 杯

🏃 **运动**

🌙 **睡眠**

小时

✏️ **笔记**

知 食 记 *Foodie's Journal*

日期:　　/　　/

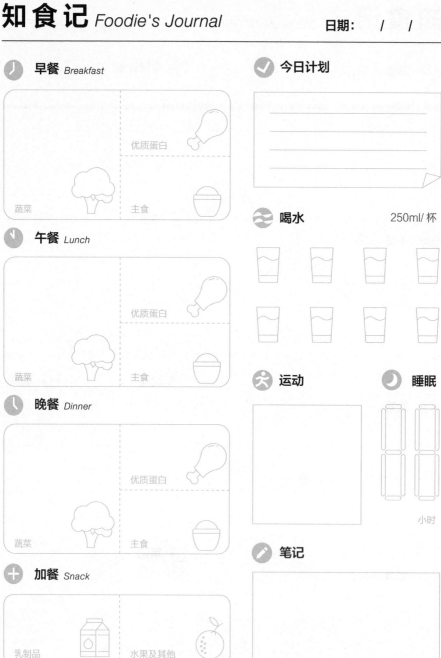

🕐 **早餐** *Breakfast*

优质蛋白

蔬菜　　　主食

🕐 **午餐** *Lunch*

优质蛋白

蔬菜　　　主食

🕐 **晚餐** *Dinner*

优质蛋白

蔬菜　　　主食

➕ **加餐** *Snack*

乳制品　　　水果及其他

✅ **今日计划**

🌊 **喝水**　　　250ml/ 杯

🏃 **运动**　　　🌙 **睡眠**

小时

🖊 **笔记**

知食记 *Foodie's Journal*

日期: ___ / ___ / ___

🕐 **早餐** *Breakfast*

优质蛋白

蔬菜　　　　主食

🕐 **午餐** *Lunch*

优质蛋白

蔬菜　　　　主食

🕐 **晚餐** *Dinner*

优质蛋白

蔬菜　　　　主食

➕ **加餐** *Snack*

乳制品　　　水果及其他

✔️ **今日计划**

🌊 **喝水**　　　　250ml/ 杯

🏃 **运动**　　　🌙 **睡眠**

小时

🖊️ **笔记**

知食记 *Foodie's Journal*

日期：　／　／

🕐 早餐 *Breakfast*

优质蛋白

蔬菜　　主食

🕐 午餐 *Lunch*

优质蛋白

蔬菜　　主食

🕐 晚餐 *Dinner*

优质蛋白

蔬菜　　主食

➕ 加餐 *Snack*

乳制品　　水果及其他

✅ 今日计划

🌊 喝水　　250ml/ 杯

🏃 运动　　🌙 睡眠

小时

✏️ 笔记

知食记 *Foodie's Journal*

日期： / /

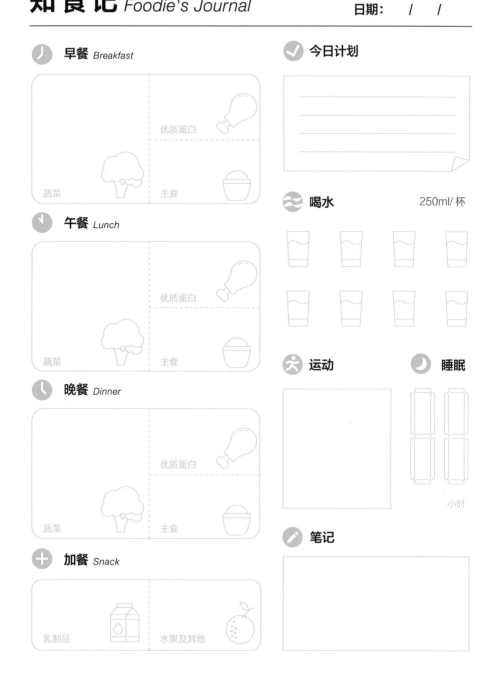

🕐 **早餐** *Breakfast*

优质蛋白

蔬菜　　　　　　　主食

🕐 **午餐** *Lunch*

优质蛋白

蔬菜　　　　　　　主食

🕐 **晚餐** *Dinner*

优质蛋白

蔬菜　　　　　　　主食

➕ **加餐** *Snack*

乳制品　　　　　　水果及其他

✅ **今日计划**

〰️ **喝水**　　　　　　250ml/ 杯

✳️ **运动**

🌙 **睡眠**

小时

🖊️ **笔记**

知食记 *Foodie's Journal*

日期: / /

🕐 **早餐** *Breakfast*

优质蛋白

蔬菜　　　　主食

🕐 **午餐** *Lunch*

优质蛋白

蔬菜　　　　主食

🕐 **晚餐** *Dinner*

优质蛋白

蔬菜　　　　主食

➕ **加餐** *Snack*

乳制品　　　　水果及其他

✔ **今日计划**

🌊 **喝水**　　　　250ml/ 杯

🏃 **运动**　　　　🌙 **睡眠**

小时

🖊 **笔记**

知食记 *Foodie's Journal*

日期： / /

🕐 早餐 *Breakfast*

优质蛋白

蔬菜　　主食

🕐 午餐 *Lunch*

优质蛋白

蔬菜　　主食

🕐 晚餐 *Dinner*

优质蛋白

蔬菜　　主食

➕ 加餐 *Snack*

乳制品　　水果及其他

✔ 今日计划

〰 喝水　　　　　250ml/ 杯

🏃 运动　　　　🌙 睡眠

小时

✏ 笔记

知食记 *Foodie's Journal*

日期： / /

早餐 *Breakfast*

优质蛋白

蔬菜　　　　主食

午餐 *Lunch*

优质蛋白

蔬菜　　　　主食

晚餐 *Dinner*

优质蛋白

蔬菜　　　　主食

加餐 *Snack*

乳制品　　　　水果及其他

今日计划

喝水　　　　250ml/ 杯

运动

睡眠

小时

笔记

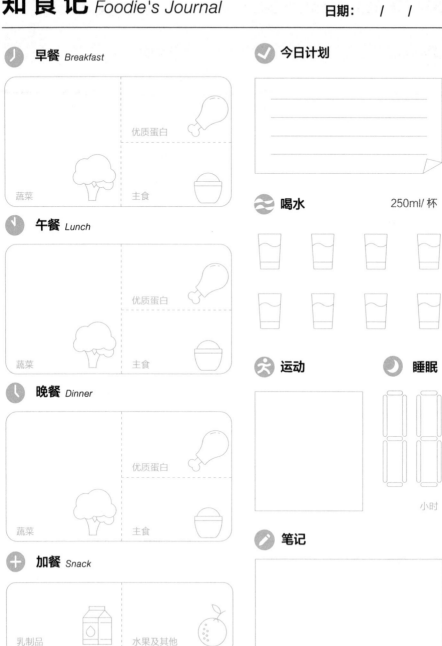

知食记 *Foodie's Journal*

日期： /　/

早餐 *Breakfast*

优质蛋白

蔬菜　　　　　主食

午餐 *Lunch*

优质蛋白

蔬菜　　　　　主食

晚餐 *Dinner*

优质蛋白

蔬菜　　　　　主食

加餐 *Snack*

乳制品　　　　水果及其他

今日计划

喝水　　　　　250ml/ 杯

运动　　　　　**睡眠**

小时

笔记

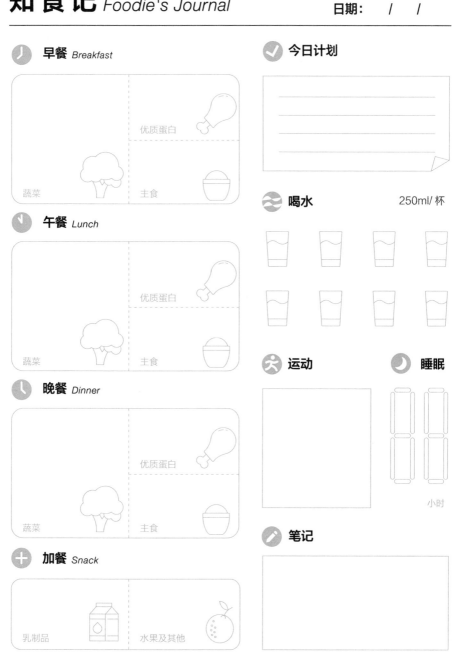

知 食 记 *Foodie's Journal*

日期：　　/　　/

早餐 *Breakfast*

优质蛋白

蔬菜　　　　　　主食

午餐 *Lunch*

优质蛋白

蔬菜　　　　　　主食

晚餐 *Dinner*

优质蛋白

蔬菜　　　　　　主食

加餐 *Snack*

乳制品　　　　　水果及其他

今日计划

喝水　　　　　250ml/ 杯

运动　　　　　睡眠

小时

笔记

知食记 *Foodie's Journal*

日期: / /

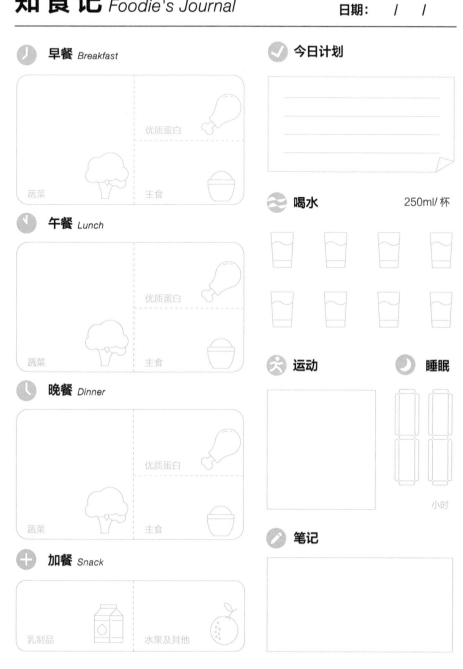

🕐 **早餐** *Breakfast*

优质蛋白

蔬菜　　　主食

🕐 **午餐** *Lunch*

优质蛋白

蔬菜　　　主食

🕐 **晚餐** *Dinner*

优质蛋白

蔬菜　　　主食

➕ **加餐** *Snack*

乳制品　　　水果及其他

✅ **今日计划**

🌊 **喝水**　　　250ml/ 杯

🏃 **运动**　　　🌙 **睡眠**

小时

🖊 **笔记**

知食记 *Foodie's Journal*

日期：　／　／

🕐 **早餐** *Breakfast*

优质蛋白

蔬菜　　　　主食

🕐 **午餐** *Lunch*

优质蛋白

蔬菜　　　　主食

🕐 **晚餐** *Dinner*

优质蛋白

蔬菜　　　　主食

➕ **加餐** *Snack*

乳制品　　　　水果及其他

✓ **今日计划**

💧 **喝水**　　　　250ml/ 杯

🏃 **运动**　　　　🌙 **睡眠**

小时

✏ **笔记**

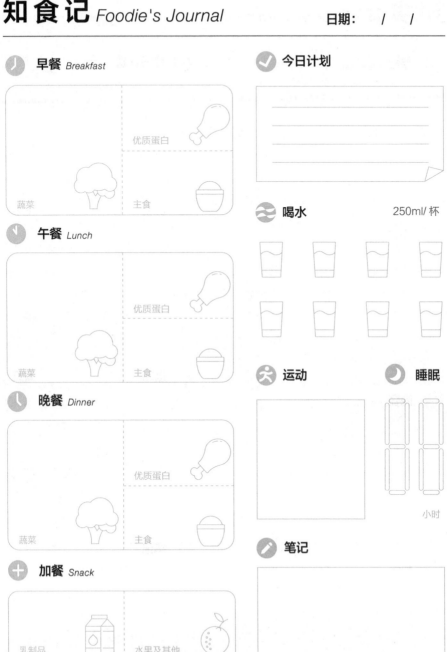

知食记 *Foodie's Journal*

日期：　／　／

🕐 **早餐** *Breakfast*

优质蛋白

蔬菜　　　　　主食

🕐 **午餐** *Lunch*

优质蛋白

蔬菜　　　　　主食

🕐 **晚餐** *Dinner*

优质蛋白

蔬菜　　　　　主食

➕ **加餐** *Snack*

乳制品　　　　水果及其他

✅ **今日计划**

🌊 **喝水**　　　　　250ml/ 杯

🏃 **运动**　　　　🌙 **睡眠**

小时

✏️ **笔记**

知 食 记 *Foodie's Journal*

日期：　/　/

早餐 *Breakfast*

优质蛋白

蔬菜　　　　主食

午餐 *Lunch*

优质蛋白

蔬菜　　　　主食

晚餐 *Dinner*

优质蛋白

蔬菜　　　　主食

加餐 *Snack*

乳制品　　　　水果及其他

今日计划

喝水　　　　250ml/ 杯

运动　　　　睡眠

小时

笔记

知食记 *Foodie's Journal*

日期：　／　／

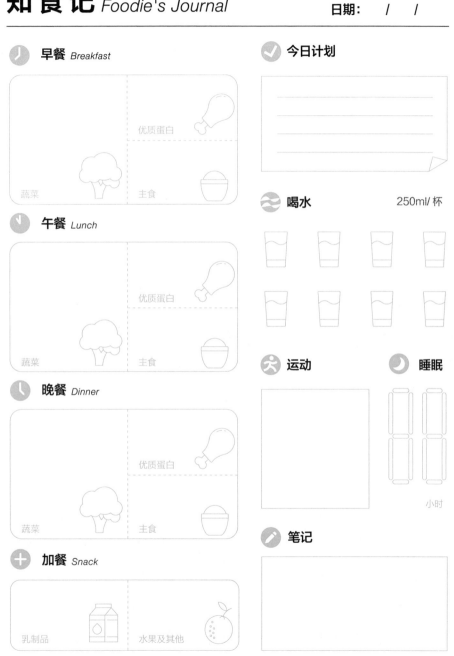

🕐 早餐 *Breakfast*

优质蛋白

蔬菜　　　主食

🕐 午餐 *Lunch*

优质蛋白

蔬菜　　　主食

🕐 晚餐 *Dinner*

优质蛋白

蔬菜　　　主食

➕ 加餐 *Snack*

乳制品　　　水果及其他

✅ 今日计划

〰 喝水　　　250ml/ 杯

🏃 运动

🌙 睡眠

小时

✏ 笔记

知食记 *Foodie's Journal*

日期：　／　／

🕐 **早餐** *Breakfast*

	优质蛋白
蔬菜	主食

🕐 **午餐** *Lunch*

	优质蛋白
蔬菜	主食

🕐 **晚餐** *Dinner*

	优质蛋白
蔬菜	主食

➕ **加餐** *Snack*

乳制品	水果及其他

✅ **今日计划**

🌊 **喝水**　　　　　　250ml/ 杯

🤸 **运动**　　　　🌙 **睡眠**

小时

✏️ **笔记**

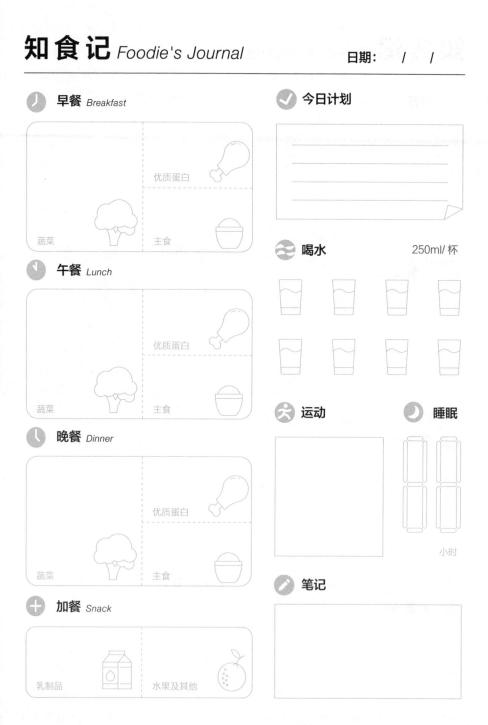

知食记 *Foodie's Journal*

日期：　／　／

🕐 早餐 *Breakfast*

优质蛋白

蔬菜　　主食

🕐 午餐 *Lunch*

优质蛋白

蔬菜　　主食

🕐 晚餐 *Dinner*

优质蛋白

蔬菜　　主食

➕ 加餐 *Snack*

乳制品　　水果及其他

✅ 今日计划

〰 喝水　　250ml/ 杯

🏃 运动　　　🌙 睡眠

小时

✏ 笔记

知食记 *Foodie's Journal*

日期：　/　/

🕐 **早餐** *Breakfast*

优质蛋白

蔬菜　　　　主食

🕐 **午餐** *Lunch*

优质蛋白

蔬菜　　　　主食

🕐 **晚餐** *Dinner*

优质蛋白

蔬菜　　　　主食

➕ **加餐** *Snack*

乳制品　　　　水果及其他

✔️ **今日计划**

〰️ **喝水**　　　　250ml/ 杯

🏃 **运动**　　　　🌙 **睡眠**

小时

🖊️ **笔记**

知食记 *Foodie's Journal*

日期： / /

早餐 *Breakfast*

优质蛋白

蔬菜　　　　　主食

午餐 *Lunch*

优质蛋白

蔬菜　　　　　主食

晚餐 *Dinner*

优质蛋白

蔬菜　　　　　主食

加餐 *Snack*

乳制品　　　　水果及其他

今日计划

喝水　　　　　　250ml/ 杯

运动　　　　　睡眠

小时

笔记

知 食 记 *Foodie's Journal*

日期: /   /

🕐 早餐 *Breakfast*

优质蛋白

蔬菜   主食

🕐 午餐 *Lunch*

优质蛋白

蔬菜   主食

🕐 晚餐 *Dinner*

优质蛋白

蔬菜   主食

➕ 加餐 *Snack*

乳制品   水果及其他

✅ 今日计划

〰 喝水   250ml/ 杯

🏃 运动   🌙 睡眠

小时

🖊 笔记

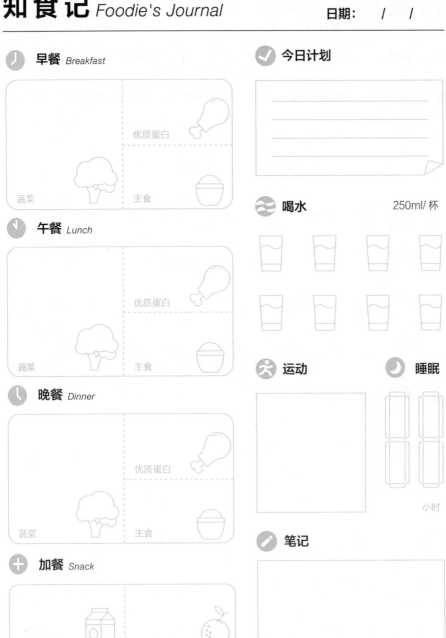

知 食 记 *Foodie's Journal*

日期: ___/___/___

🕐 早餐 *Breakfast*

优质蛋白

蔬菜　　　　主食

🕐 午餐 *Lunch*

优质蛋白

蔬菜　　　　主食

🕐 晚餐 *Dinner*

优质蛋白

蔬菜　　　　主食

➕ 加餐 *Snack*

乳制品　　　　水果及其他

✅ 今日计划

〰️ 喝水　　　　250ml/ 杯

🏃 运动

🌙 睡眠

小时

🖊️ 笔记

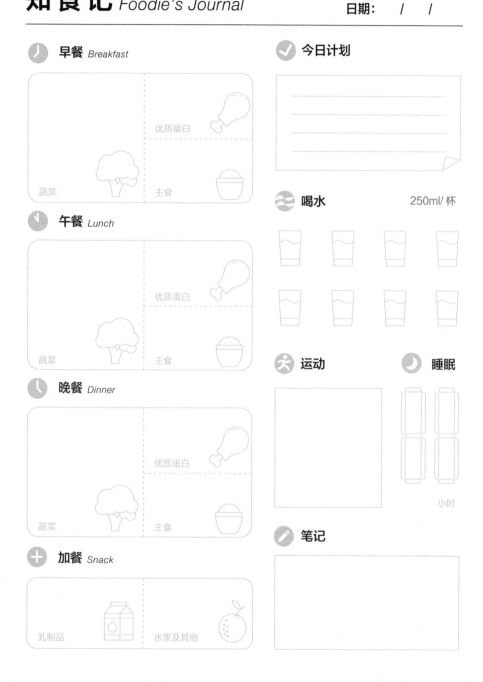

知食记 *Foodie's Journal*

日期：　／　／

🕐 早餐 *Breakfast*

优质蛋白

蔬菜　　　　　主食

🕐 午餐 *Lunch*

优质蛋白

蔬菜　　　　　主食

🕐 晚餐 *Dinner*

优质蛋白

蔬菜　　　　　主食

➕ 加餐 *Snack*

乳制品　　　　水果及其他

✓ 今日计划

〜 喝水　　　　250ml/ 杯

✕ 运动　　　　🌙 睡眠

小时

✎ 笔记

知 食 记 *Foodie's Journal*

日期： / /

早餐 *Breakfast*

优质蛋白

蔬菜 主食

午餐 *Lunch*

优质蛋白

蔬菜 主食

晚餐 *Dinner*

优质蛋白

蔬菜 主食

加餐 *Snack*

乳制品 水果及其他

今日计划

喝水

250ml/ 杯

运动

睡眠

小时

笔记

知食记 *Foodie's Journal*

日期：　／　／

早餐 *Breakfast*

优质蛋白

蔬菜　　　　　主食

午餐 *Lunch*

优质蛋白

蔬菜　　　　　主食

晚餐 *Dinner*

优质蛋白

蔬菜　　　　　主食

加餐 *Snack*

乳制品　　　　水果及其他

今日计划

喝水　　　　250ml/ 杯

运动　　　　**睡眠**

小时

笔记

知 食 记 *Foodie's Journal*

日期： / /

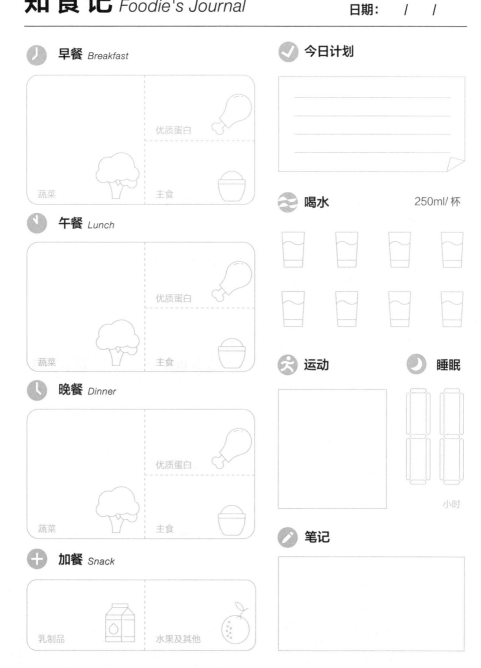

🕐 **早餐** *Breakfast*

优质蛋白

蔬菜　　　主食

🕐 **午餐** *Lunch*

优质蛋白

蔬菜　　　主食

🕐 **晚餐** *Dinner*

优质蛋白

蔬菜　　　主食

➕ **加餐** *Snack*

乳制品　　　水果及其他

✅ **今日计划**

〰️ **喝水**　　　250ml/ 杯

🏃 **运动**　　🌙 **睡眠**

小时

✏️ **笔记**

知食记 *Foodie's Journal*

日期： / /

🕐 **早餐** *Breakfast*

优质蛋白

蔬菜　　　　主食

🕐 **午餐** *Lunch*

优质蛋白

蔬菜　　　　主食

🕐 **晚餐** *Dinner*

优质蛋白

蔬菜　　　　主食

➕ **加餐** *Snack*

乳制品　　　　水果及其他

✅ **今日计划**

〰️ **喝水**　　　250ml/ 杯

🏃 **运动**　　　🌙 **睡眠**

小时

✏️ **笔记**

知 食 记 *Foodie's Journal*

日期:　　/　　/

🕐 早餐 *Breakfast*

优质蛋白

蔬菜　　　　　　　主食

🕐 午餐 *Lunch*

优质蛋白

蔬菜　　　　　　　主食

🕐 晚餐 *Dinner*

优质蛋白

蔬菜　　　　　　　主食

➕ 加餐 *Snack*

乳制品　　　　　　水果及其他

✅ 今日计划

〰️ 喝水　　　　　250ml/ 杯

🏃 运动　　　　　🌙 睡眠

小时

✏️ 笔记

知 食 记 *Foodie's Journal*

日期： / /

早餐 *Breakfast*

优质蛋白

蔬菜 主食

午餐 *Lunch*

优质蛋白

蔬菜 主食

晚餐 *Dinner*

优质蛋白

蔬菜 主食

加餐 *Snack*

乳制品 水果及其他

今日计划

喝水

250ml/ 杯

运动

睡眠

小时

笔记

知食记 *Foodie's Journal*

日期：　／　／

早餐 *Breakfast*

优质蛋白

蔬菜　　　　主食

午餐 *Lunch*

优质蛋白

蔬菜　　　　主食

晚餐 *Dinner*

优质蛋白

蔬菜　　　　主食

加餐 *Snack*

乳制品　　　　水果及其他

今日计划

喝水

250ml/ 杯

运动

睡眠

小时

笔记

知 食 记 *Foodie's Journal*

日期: ___ / ___ / ___

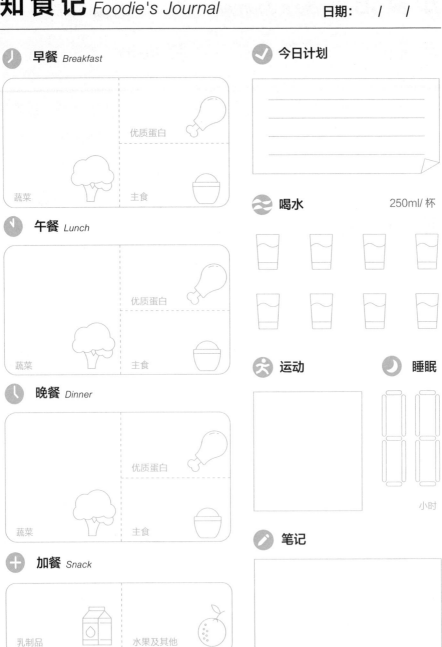

早餐 *Breakfast*

优质蛋白

蔬菜　　　主食

午餐 *Lunch*

优质蛋白

蔬菜　　　主食

晚餐 *Dinner*

优质蛋白

蔬菜　　　主食

加餐 *Snack*

乳制品　　　水果及其他

今日计划

喝水　　　250ml/ 杯

运动　　　**睡眠**

小时

笔记

知食记 *Foodie's Journal*

日期： / /

早餐 *Breakfast*

优质蛋白

蔬菜　　　主食

午餐 *Lunch*

优质蛋白

蔬菜　　　主食

晚餐 *Dinner*

优质蛋白

蔬菜　　　主食

加餐 *Snack*

乳制品　　　水果及其他

今日计划

喝水　　　250ml/ 杯

运动　　　睡眠

小时

笔记

知食记 *Foodie's Journal*

日期： / /

🕐 **早餐** *Breakfast*

优质蛋白

蔬菜　　　　主食

🕐 **午餐** *Lunch*

优质蛋白

蔬菜　　　　主食

🕐 **晚餐** *Dinner*

优质蛋白

蔬菜　　　　主食

➕ **加餐** *Snack*

乳制品　　　　水果及其他

✅ **今日计划**

🌊 **喝水**　　　　250ml/ 杯

✳ **运动**　　　🌙 **睡眠**

小时

✏ **笔记**

知食记 *Foodie's Journal*

日期：　/　　/

🕐 **早餐** *Breakfast*

优质蛋白

蔬菜　　　　　主食

🕐 **午餐** *Lunch*

优质蛋白

蔬菜　　　　　主食

🕐 **晚餐** *Dinner*

优质蛋白

蔬菜　　　　　主食

➕ **加餐** *Snack*

乳制品　　　　　水果及其他

✅ **今日计划**

🌊 **喝水**　　　　　250ml/ 杯

🏃 **运动**　　　　🌙 **睡眠**

小时

🖊 **笔记**

知食记 *Foodie's Journal*

日期: / /

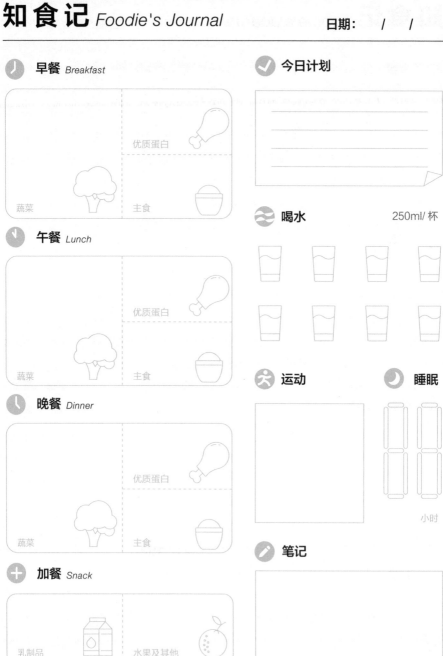

🕐 **早餐** *Breakfast*

优质蛋白

蔬菜　　　　　主食

🕐 **午餐** *Lunch*

优质蛋白

蔬菜　　　　　主食

🕐 **晚餐** *Dinner*

优质蛋白

蔬菜　　　　　主食

➕ **加餐** *Snack*

乳制品　　　　水果及其他

✔️ **今日计划**

🌊 **喝水**　　　　250ml/ 杯

🏃 **运动**　　　　🌙 **睡眠**

小时

✏️ **笔记**

知食记 *Foodie's Journal*

日期: ／ ／

🕐 **早餐** *Breakfast*

优质蛋白

蔬菜　　　　　主食

🕐 **午餐** *Lunch*

优质蛋白

蔬菜　　　　　主食

🕐 **晚餐** *Dinner*

优质蛋白

蔬菜　　　　　主食

➕ **加餐** *Snack*

乳制品　　　　水果及其他

✅ **今日计划**

〰️ **喝水**　　　　　250ml/ 杯

🏃 **运动**　　　　🌙 **睡眠**

小时

✏️ **笔记**

知 食 记 *Foodie's Journal*

日期:　/　/

🕐 早餐 *Breakfast*

优质蛋白

蔬菜　　　　主食

🕐 午餐 *Lunch*

优质蛋白

蔬菜　　　　主食

🕐 晚餐 *Dinner*

优质蛋白

蔬菜　　　　主食

➕ 加餐 *Snack*

乳制品　　　　水果及其他

✅ 今日计划

〰️ 喝水　　　　250ml/ 杯

🏃 运动　　　　**🌙 睡眠**

小时

✏️ 笔记

知 食 记 *Foodie's Journal*

日期： / /

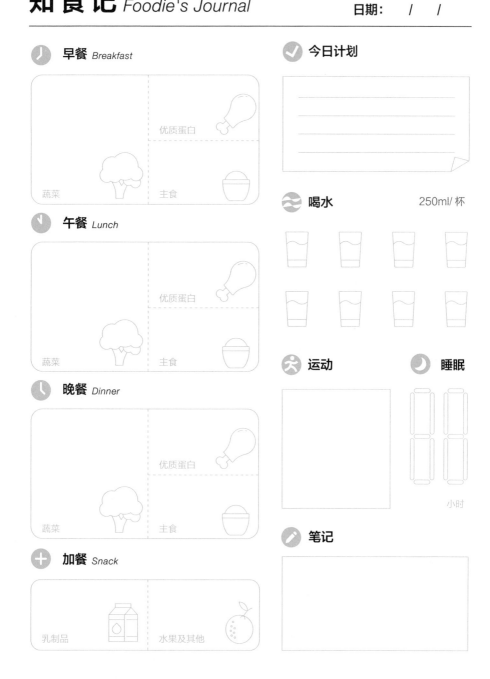

早餐 *Breakfast*

优质蛋白

蔬菜　主食

午餐 *Lunch*

优质蛋白

蔬菜　主食

晚餐 *Dinner*

优质蛋白

蔬菜　主食

加餐 *Snack*

乳制品　水果及其他

今日计划

喝水　250ml/ 杯

运动　　　**睡眠**

小时

笔记

知食记 *Foodie's Journal*

日期： / /

早餐 *Breakfast*

优质蛋白

蔬菜 主食

午餐 *Lunch*

优质蛋白

蔬菜 主食

晚餐 *Dinner*

优质蛋白

蔬菜 主食

加餐 *Snack*

乳制品 水果及其他

今日计划

喝水

250ml/ 杯

运动

睡眠

小时

笔记

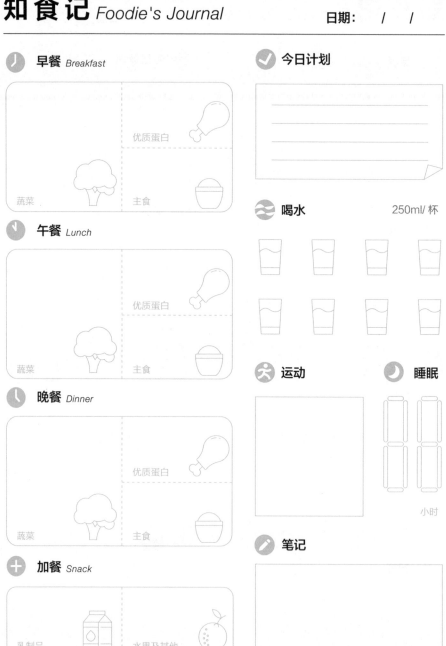

知食记 *Foodie's Journal*

日期： / /

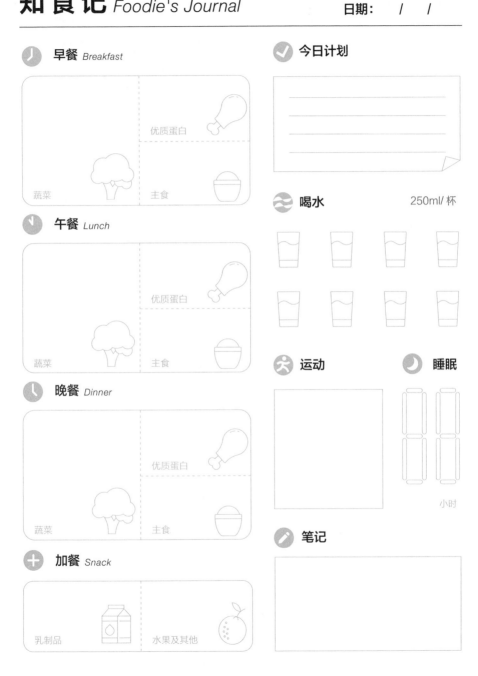

🕐 早餐 *Breakfast*

优质蛋白

蔬菜　　　　主食

🕐 午餐 *Lunch*

优质蛋白

蔬菜　　　　主食

🕐 晚餐 *Dinner*

优质蛋白

蔬菜　　　　主食

➕ 加餐 *Snack*

乳制品　　　　水果及其他

✅ 今日计划

〰 喝水　　　　250ml/ 杯

🏃 运动　　　🌙 睡眠

小时

✏ 笔记

知食记 *Foodie's Journal*

日期： / /

🕐 早餐 *Breakfast*

优质蛋白

蔬菜　　　　　主食

🕑 午餐 *Lunch*

优质蛋白

蔬菜　　　　　主食

🕒 晚餐 *Dinner*

优质蛋白

蔬菜　　　　　主食

➕ 加餐 *Snack*

乳制品　　　　水果及其他

✅ 今日计划

〜 喝水　　　　250ml/ 杯

🏃 运动　　　🌙 睡眠

小时

✏️ 笔记

知食记 *Foodie's Journal*

日期： ／ ／

🕐 **早餐** *Breakfast*

优质蛋白

蔬菜　　　　　主食

🕐 **午餐** *Lunch*

优质蛋白

蔬菜　　　　　主食

🕐 **晚餐** *Dinner*

优质蛋白

蔬菜　　　　　主食

➕ **加餐** *Snack*

乳制品　　　　水果及其他

✔ **今日计划**

〰 **喝水**　　　　　250ml/ 杯

☀ **运动**　　　🌙 **睡眠**

小时

✏ **笔记**

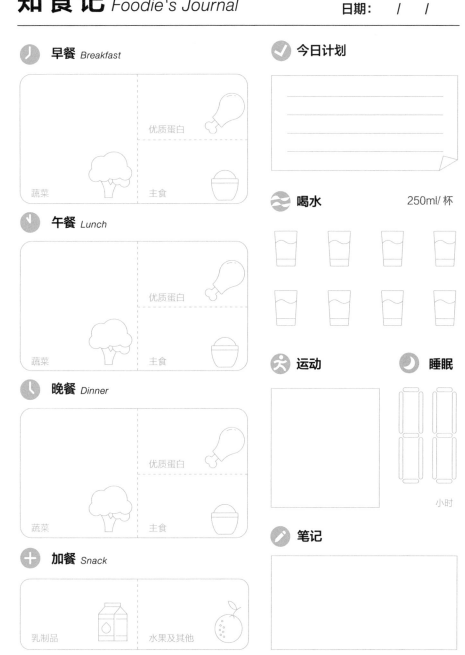

知食记 *Foodie's Journal*

日期：　／　　／

🕐 早餐 *Breakfast*

优质蛋白

蔬菜　　　　　　　主食

🕐 午餐 *Lunch*

优质蛋白

蔬菜　　　　　　　主食

🕐 晚餐 *Dinner*

优质蛋白

蔬菜　　　　　　　主食

➕ 加餐 *Snack*

乳制品　　　　　　水果及其他

✅ 今日计划

〰 喝水　　　　　　250ml/ 杯

🏃 运动

🌙 睡眠

小时

✏ 笔记

知食记 *Foodie's Journal*

日期: ___ / ___ / ___

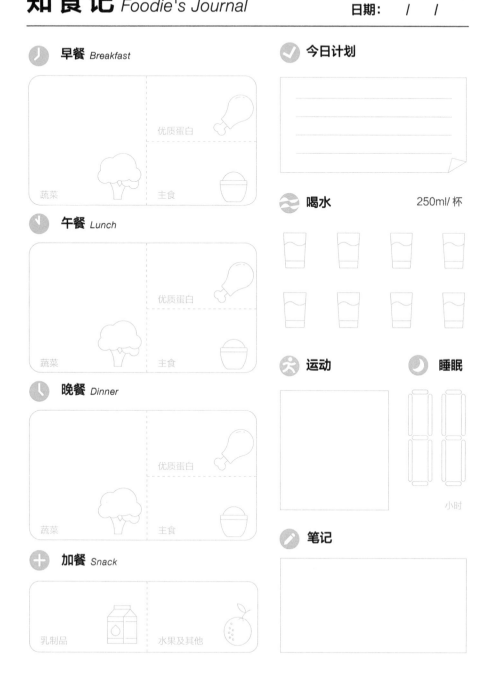

早餐 *Breakfast*

优质蛋白

蔬菜　　　　　主食

午餐 *Lunch*

优质蛋白

蔬菜　　　　　主食

晚餐 *Dinner*

优质蛋白

蔬菜　　　　　主食

加餐 *Snack*

乳制品　　　　水果及其他

今日计划

喝水　　　　　250ml/ 杯

运动　　　　　睡眠

小时

笔记

知食记 *Foodie's Journal*

日期： / /

🕐 **早餐** *Breakfast*

优质蛋白

蔬菜　　　　　　主食

🕐 **午餐** *Lunch*

优质蛋白

蔬菜　　　　　　主食

🕐 **晚餐** *Dinner*

优质蛋白

蔬菜　　　　　　主食

➕ **加餐** *Snack*

乳制品　　　　　水果及其他

✅ **今日计划**

🌊 **喝水**　　　　　250ml/ 杯

🏃 **运动**　　　🌙 **睡眠**

小时

✏️ **笔记**

知食记 *Foodie's Journal*

日期: / /

早餐 *Breakfast*

优质蛋白

蔬菜　　　　主食

午餐 *Lunch*

优质蛋白

蔬菜　　　　主食

晚餐 *Dinner*

优质蛋白

蔬菜　　　　主食

加餐 *Snack*

乳制品　　　　水果及其他

今日计划

喝水　　　　250ml/ 杯

运动　　　　**睡眠**

小时

笔记

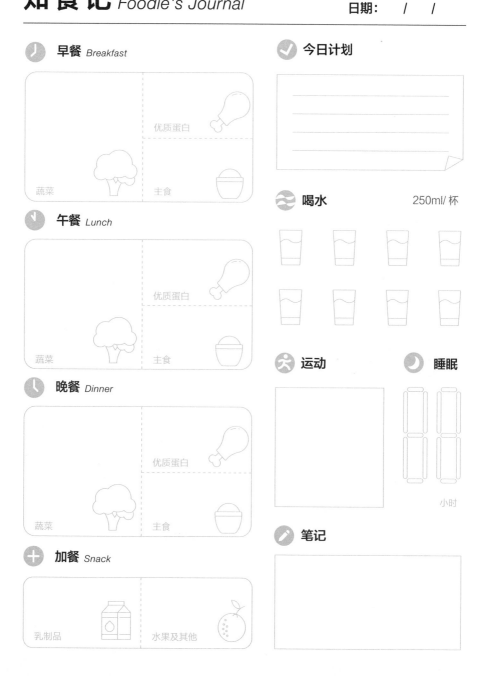

知食记 *Foodie's Journal*

日期: / /

🕐 早餐 *Breakfast*

优质蛋白

蔬菜　　　　　主食

🕐 午餐 *Lunch*

优质蛋白

蔬菜　　　　　主食

🕐 晚餐 *Dinner*

优质蛋白

蔬菜　　　　　主食

➕ 加餐 *Snack*

乳制品　　　　水果及其他

✅ 今日计划

〰 喝水　　　　250ml/ 杯

🏃 运动　　　　🌙 睡眠

小时

✏ 笔记

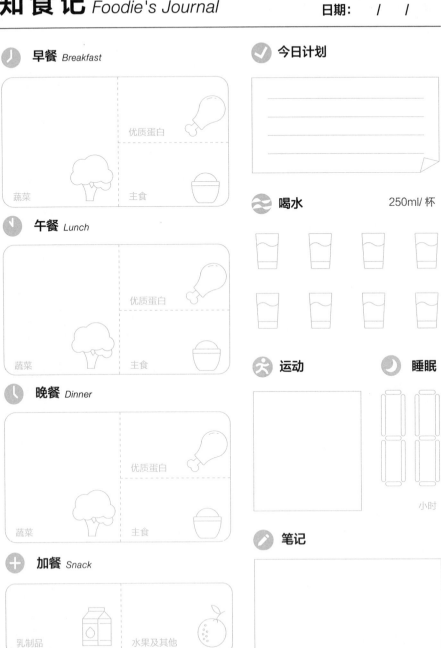

知食记 *Foodie's Journal*

日期：　/　/

🕐 早餐 *Breakfast*

优质蛋白

蔬菜　　　　主食

🕐 午餐 *Lunch*

优质蛋白

蔬菜　　　　主食

🕐 晚餐 *Dinner*

优质蛋白

蔬菜　　　　主食

➕ 加餐 *Snack*

乳制品　　　　水果及其他

✓ 今日计划

〜 喝水　　　　250ml/ 杯

🏃 运动　　　　🌙 睡眠

小时

✏ 笔记

知食记 *Foodie's Journal*

日期： / /

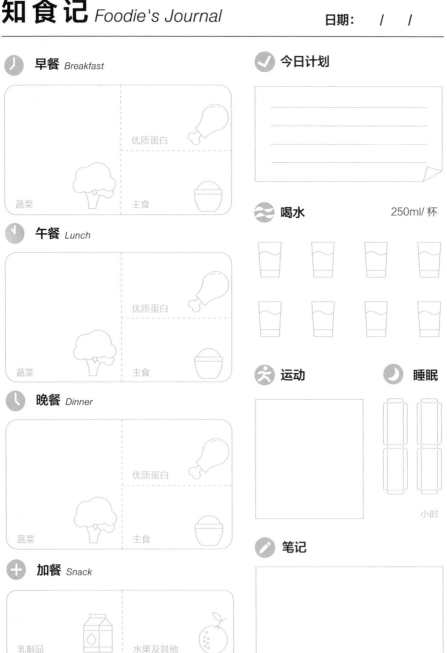

🕐 **早餐** *Breakfast*

优质蛋白

蔬菜 　　　　主食

🕐 **午餐** *Lunch*

优质蛋白

蔬菜 　　　　主食

🕐 **晚餐** *Dinner*

优质蛋白

蔬菜 　　　　主食

➕ **加餐** *Snack*

乳制品 　　　　水果及其他

✅ **今日计划**

🌊 **喝水** 　　　 250ml/ 杯

❌ **运动**

🌙 **睡眠**

小时

✏️ **笔记**

知 食 记 *Foodie's Journal*

日期: / /

🕐 早餐 *Breakfast*

优质蛋白

蔬菜 主食

🕐 午餐 *Lunch*

优质蛋白

蔬菜 主食

🕐 晚餐 *Dinner*

优质蛋白

蔬菜 主食

➕ 加餐 *Snack*

乳制品 水果及其他

✅ 今日计划

〰️ 喝水

250ml/ 杯

🏃 运动

🌙 睡眠

小时

✏️ 笔记

知食记 *Foodie's Journal*

日期: /   /

🕐 **早餐** *Breakfast*

优质蛋白

蔬菜   主食

🕐 **午餐** *Lunch*

优质蛋白

蔬菜   主食

🕐 **晚餐** *Dinner*

优质蛋白

蔬菜   主食

➕ **加餐** *Snack*

乳制品   水果及其他

✅ **今日计划**

〰️ **喝水**   250ml/ 杯

🏃 **运动**   🌙 **睡眠**

小时

🖊️ **笔记**

知食记 *Foodie's Journal*

日期：　／　／

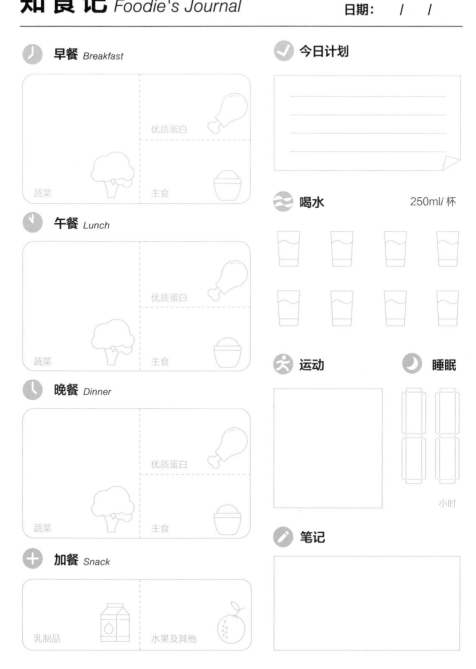

🕐 **早餐** *Breakfast*

优质蛋白

蔬菜　　主食

🕐 **午餐** *Lunch*

优质蛋白

蔬菜　　主食

🕐 **晚餐** *Dinner*

优质蛋白

蔬菜　　主食

➕ **加餐** *Snack*

乳制品　　水果及其他

✅ **今日计划**

〰️ **喝水**　　250ml/ 杯

🐺 **运动**　　🌙 **睡眠**

小时

✏️ **笔记**

知 食 记 *Foodie's Journal*

日期：　/　/

🕐 **早餐** *Breakfast*

优质蛋白

蔬菜　　　主食

🕐 **午餐** *Lunch*

优质蛋白

蔬菜　　　主食

🕐 **晚餐** *Dinner*

优质蛋白

蔬菜　　　主食

➕ **加餐** *Snack*

乳制品　　　水果及其他

✔️ **今日计划**

🌊 **喝水**　　　250ml/ 杯

🏃 **运动**　　　🌙 **睡眠**

小时

✏️ **笔记**

知 食 记 *Foodie's Journal*

日期：　　/　　/

⏰ 早餐 *Breakfast*

优质蛋白

蔬菜　　　　主食

⏰ 午餐 *Lunch*

优质蛋白

蔬菜　　　　主食

⏰ 晚餐 *Dinner*

优质蛋白

蔬菜　　　　主食

➕ 加餐 *Snack*

乳制品　　　　水果及其他

✅ 今日计划

〜 喝水　　　　250ml/ 杯

🏃 运动　　　　🌙 睡眠

小时

✏️ 笔记

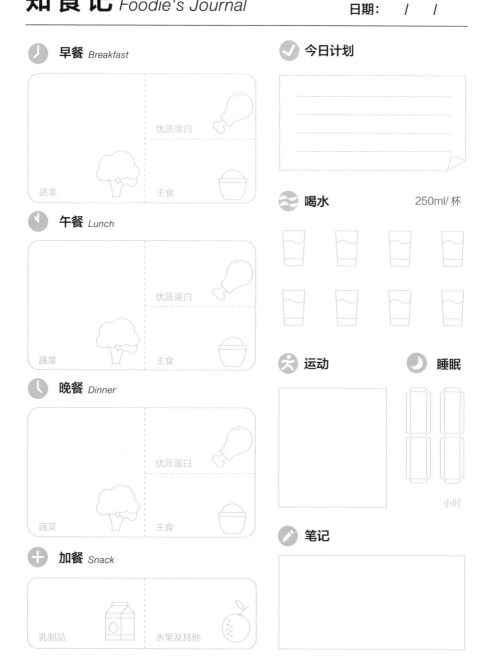

知食记 *Foodie's Journal*

日期：　／　／

🕐 **早餐** *Breakfast*

优质蛋白

蔬菜　　　　　　主食

🕐 **午餐** *Lunch*

优质蛋白

蔬菜　　　　　　主食

🕐 **晚餐** *Dinner*

优质蛋白

蔬菜　　　　　　主食

➕ **加餐** *Snack*

乳制品　　　　　水果及其他

✅ **今日计划**

〰️ **喝水**　　　　250ml/ 杯

🏃 **运动**　　　　🌙 **睡眠**

小时

✒️ **笔记**

知食记 *Foodie's Journal*

日期： / /

🕐 **早餐** *Breakfast*

优质蛋白

蔬菜　　　　主食

🕐 **午餐** *Lunch*

优质蛋白

蔬菜　　　　主食

🕐 **晚餐** *Dinner*

优质蛋白

蔬菜　　　　主食

➕ **加餐** *Snack*

乳制品　　　　水果及其他

✔️ **今日计划**

🌊 **喝水**　　　　250ml/ 杯

🏃 **运动**　　　🌙 **睡眠**

小时

✏️ **笔记**

知 食 记 *Foodie's Journal*

日期：　／　／

🕐 早餐 *Breakfast*

优质蛋白

蔬菜　　　　　　主食

🕐 午餐 *Lunch*

优质蛋白

蔬菜　　　　　　主食

🕐 晚餐 *Dinner*

优质蛋白

蔬菜　　　　　　主食

➕ 加餐 *Snack*

乳制品　　　　　水果及其他

✓ 今日计划

〰 喝水　　　　　250ml/ 杯

✗ 运动　　　　　🌙 睡眠

小时

✎ 笔记

知食记 *Foodie's Journal*

日期: / /

🕐 **早餐** *Breakfast*

优质蛋白

蔬菜　　　　　主食

🕐 **午餐** *Lunch*

优质蛋白

蔬菜　　　　　主食

🕐 **晚餐** *Dinner*

优质蛋白

蔬菜　　　　　主食

➕ **加餐** *Snack*

乳制品　　　　水果及其他

✔️ **今日计划**

〰️ **喝水**　　　　250ml/ 杯

🏃 **运动**　　　🌙 **睡眠**

小时

🖊️ **笔记**

知 食 记 *Foodie's Journal*

日期：　／　／

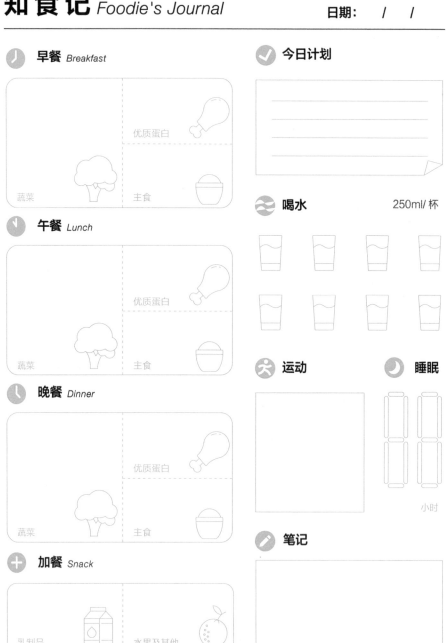

🕐 **早餐** *Breakfast*

优质蛋白

蔬菜　　　主食

🕐 **午餐** *Lunch*

优质蛋白

蔬菜　　　主食

🕐 **晚餐** *Dinner*

优质蛋白

蔬菜　　　主食

➕ **加餐** *Snack*

乳制品　　　水果及其他

✓ **今日计划**

〰 **喝水**　　　250ml/ 杯

👤 **运动**　　　🌙 **睡眠**

小时

✒ **笔记**

知食记 *Foodie's Journal*

日期： / /

🕐 **早餐** *Breakfast*

优质蛋白

蔬菜　　　　　主食

🕐 **午餐** *Lunch*

优质蛋白

蔬菜　　　　　主食

🕐 **晚餐** *Dinner*

优质蛋白

蔬菜　　　　　主食

➕ **加餐** *Snack*

乳制品　　　　水果及其他

✓ **今日计划**

〰 **喝水**　　　　　250ml/ 杯

运动　　　　　🌙 **睡眠**

小时

✏ **笔记**

知食记 *Foodie's Journal*

日期: ___ / ___ / ___

🕐 **早餐** *Breakfast*

优质蛋白

蔬菜　　　　　主食

🕐 **午餐** *Lunch*

优质蛋白

蔬菜　　　　　主食

🕐 **晚餐** *Dinner*

优质蛋白

蔬菜　　　　　主食

➕ **加餐** *Snack*

乳制品　　　　水果及其他

✅ **今日计划**

〰️ **喝水**　　　250ml/ 杯

🏃 **运动**　　　🌙 **睡眠**

小时

✏️ **笔记**

知食记 *Foodie's Journal*

日期: / /

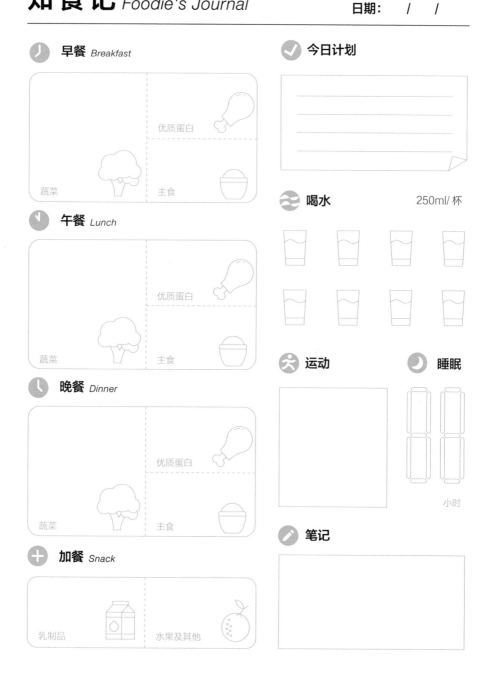

🕐 **早餐** *Breakfast*

优质蛋白
蔬菜
主食

🕐 **午餐** *Lunch*

优质蛋白
蔬菜
主食

🕐 **晚餐** *Dinner*

优质蛋白
蔬菜
主食

➕ **加餐** *Snack*

乳制品
水果及其他

✅ **今日计划**

〰️ **喝水** 250ml/ 杯

🏃 **运动**

🌙 **睡眠**

小时

🖊️ **笔记**

知食记 *Foodie's Journal*

日期：　　/　　/

🕐 **早餐** *Breakfast*

优质蛋白

蔬菜　　　　　　　主食

🕐 **午餐** *Lunch*

优质蛋白

蔬菜　　　　　　　主食

🕐 **晚餐** *Dinner*

优质蛋白

蔬菜　　　　　　　主食

➕ **加餐** *Snack*

乳制品　　　　　　水果及其他

✔ **今日计划**

🌊 **喝水**　　　　　　250ml/ 杯

🏃 **运动**　　　　⏰ **睡眠**

小时

✏ **笔记**

知食记 *Foodie's Journal*

日期： / /

🕐 早餐 *Breakfast*

优质蛋白

蔬菜　　　主食

🕐 午餐 *Lunch*

优质蛋白

蔬菜　　　主食

🕐 晚餐 *Dinner*

优质蛋白

蔬菜　　　主食

➕ 加餐 *Snack*

乳制品　　　水果及其他

✔ 今日计划

〰 喝水

250ml/ 杯

🏃 运动

🌙 睡眠

小时

✏ 笔记

知 食 记 *Foodie's Journal*

日期:　/　/

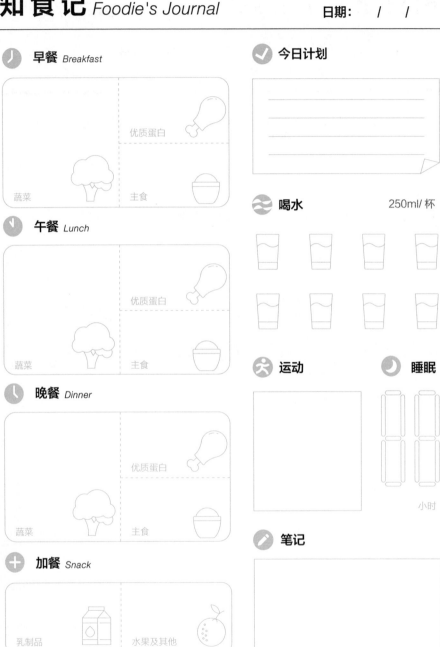

早餐 *Breakfast*

优质蛋白

蔬菜　主食

午餐 *Lunch*

优质蛋白

蔬菜　主食

晚餐 *Dinner*

优质蛋白

蔬菜　主食

加餐 *Snack*

乳制品　水果及其他

今日计划

喝水　250ml/ 杯

运动　**睡眠**

小时

笔记

知食记 *Foodie's Journal*

早餐 *Breakfast*

优质蛋白

蔬菜 　　　　主食

午餐 *Lunch*

优质蛋白

蔬菜 　　　　主食

晚餐 *Dinner*

优质蛋白

蔬菜 　　　　主食

加餐 *Snack*

乳制品 　　　　水果及其他

今日计划

喝水　　　　250ml/ 杯

运动

睡眠

小时

笔记

知 食 记 *Foodie's Journal*

日期: ／ ／

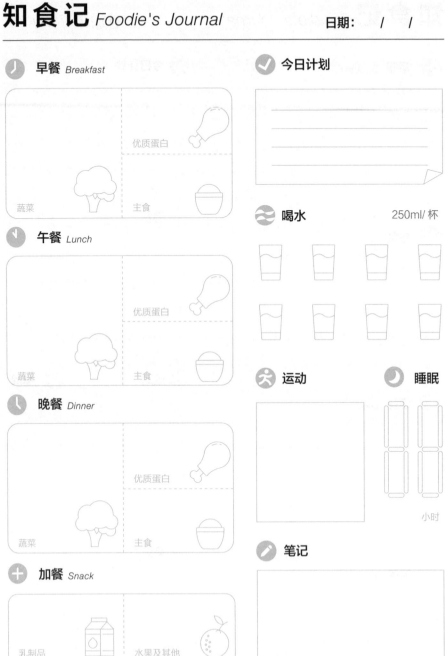

🕐 **早餐** *Breakfast*

优质蛋白

蔬菜　　　主食

🕐 **午餐** *Lunch*

优质蛋白

蔬菜　　　主食

🕐 **晚餐** *Dinner*

优质蛋白

蔬菜　　　主食

➕ **加餐** *Snack*

乳制品　　　水果及其他

✔️ **今日计划**

〰️ **喝水**　　　250ml/ 杯

🏃 **运动**　　　🌙 **睡眠**

小时

✏️ **笔记**

知食记 *Foodie's Journal*

日期： / /

🕐 **早餐** *Breakfast*

优质蛋白

蔬菜　　　主食

🕐 **午餐** *Lunch*

优质蛋白

蔬菜　　　主食

🕐 **晚餐** *Dinner*

优质蛋白

蔬菜　　　主食

➕ **加餐** *Snack*

乳制品　　　水果及其他

✅ **今日计划**

〰️ **喝水**　　　250ml/ 杯

🏃 **运动**　　　🌙 **睡眠**

小时

✏️ **笔记**

知食记 *Foodie's Journal*

日期: ／ ／

🕐 早餐 *Breakfast*

优质蛋白

蔬菜　　主食

🕐 午餐 *Lunch*

优质蛋白

蔬菜　　主食

🕐 晚餐 *Dinner*

优质蛋白

蔬菜　　主食

➕ 加餐 *Snack*

乳制品　　水果及其他

✅ 今日计划

≈ 喝水　　250ml/杯

🏃 运动

🌙 睡眠

小时

✏ 笔记

知食记 *Foodie's Journal*

日期: ___ / ___ / ___

🕐 **早餐** *Breakfast*

优质蛋白

蔬菜　　　　　　主食

🕐 **午餐** *Lunch*

优质蛋白

蔬菜　　　　　　主食

🕐 **晚餐** *Dinner*

优质蛋白

蔬菜　　　　　　主食

➕ **加餐** *Snack*

乳制品　　　　　水果及其他

✓ **今日计划**

💧 **喝水**　　　　　250ml/ 杯

🏃 **运动**　　　　🌙 **睡眠**

小时

✏️ **笔记**

知食记 *Foodie's Journal*

日期：　/　/

🕐 早餐 *Breakfast*

优质蛋白

蔬菜　　　主食

🕐 午餐 *Lunch*

优质蛋白

蔬菜　　　主食

🕐 晚餐 *Dinner*

优质蛋白

蔬菜　　　主食

➕ 加餐 *Snack*

乳制品　　　水果及其他

✅ 今日计划

〰️ 喝水　　　250ml/ 杯

🏃 运动

🌙 睡眠

小时

✏️ 笔记

知食记 *Foodie's Journal*

日期: / /

早餐 *Breakfast*

优质蛋白

蔬菜　　　主食

午餐 *Lunch*

优质蛋白

蔬菜　　　主食

晚餐 *Dinner*

优质蛋白

蔬菜　　　主食

加餐 *Snack*

乳制品　　　水果及其他

今日计划

喝水

250ml/ 杯

运动

睡眠

小时

笔记

知食记 *Foodie's Journal*

日期:　 /　 /

🕐 早餐 *Breakfast*

优质蛋白

蔬菜　　　　主食

🕐 午餐 *Lunch*

优质蛋白

蔬菜　　　　主食

🕐 晚餐 *Dinner*

优质蛋白

蔬菜　　　　主食

➕ 加餐 *Snack*

乳制品　　　　水果及其他

✓ 今日计划

〰 喝水　　　　250ml/ 杯

✗ 运动

🌙 睡眠

小时

✎ 笔记

知食记 *Foodie's Journal*

日期: / /

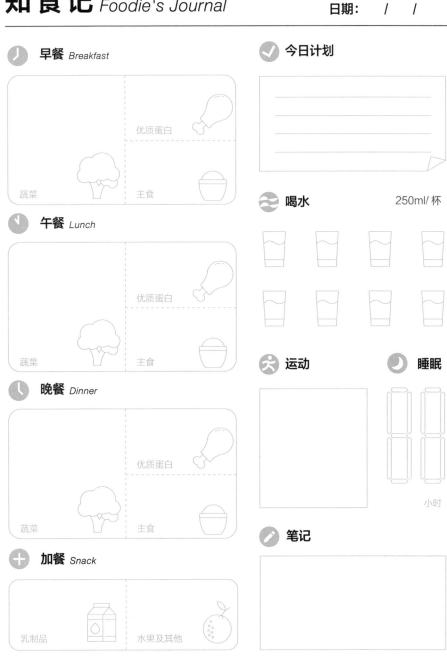

🕐 **早餐** *Breakfast*

优质蛋白

蔬菜　　　　主食

🕐 **午餐** *Lunch*

优质蛋白

蔬菜　　　　主食

🕐 **晚餐** *Dinner*

优质蛋白

蔬菜　　　　主食

➕ **加餐** *Snack*

乳制品　　　　水果及其他

✅ **今日计划**

💧 **喝水**　　　　250ml/ 杯

🏃 **运动**　　　🌙 **睡眠**

小时

🖊 **笔记**

知 食 记 *Foodie's Journal*

日期: / /

🕐 **早餐** *Breakfast*

优质蛋白

蔬菜   主食

🕐 **午餐** *Lunch*

优质蛋白

蔬菜   主食

🕐 **晚餐** *Dinner*

优质蛋白

蔬菜   主食

➕ **加餐** *Snack*

乳制品   水果及其他

✅ **今日计划**

🌊 **喝水**   250ml/ 杯

🏃 **运动**   🌙 **睡眠**

小时

✏️ **笔记**

知 食 记 *Foodie's Journal*

日期： / /

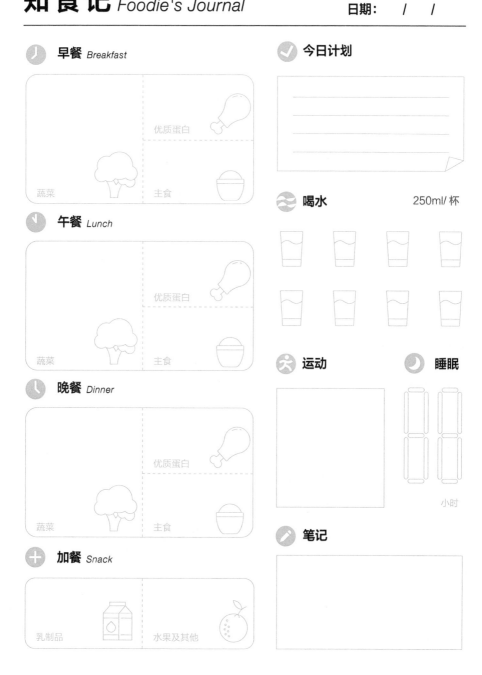

早餐 *Breakfast*

优质蛋白

蔬菜　　　　　主食

午餐 *Lunch*

优质蛋白

蔬菜　　　　　主食

晚餐 *Dinner*

优质蛋白

蔬菜　　　　　主食

加餐 *Snack*

乳制品　　　　水果及其他

今日计划

喝水　　　　　250ml/ 杯

运动

睡眠

小时

笔记

知食记 *Foodie's Journal*

日期: ___ / ___ / ___

早餐 *Breakfast*

优质蛋白

蔬菜　　　　主食

午餐 *Lunch*

优质蛋白

蔬菜　　　　主食

晚餐 *Dinner*

优质蛋白

蔬菜　　　　主食

加餐 *Snack*

乳制品　　　水果及其他

今日计划

喝水　　　　250ml/ 杯

运动　　　睡眠

小时

笔记

知 食 记 *Foodie's Journal*

日期： / /

🕐 **早餐** *Breakfast*

优质蛋白

蔬菜

主食

🕐 **午餐** *Lunch*

优质蛋白

蔬菜

主食

🕐 **晚餐** *Dinner*

优质蛋白

蔬菜

主食

➕ **加餐** *Snack*

乳制品

水果及其他

✅ **今日计划**

〰️ **喝水**　　　250ml/ 杯

🏃 **运动**　　　🌙 **睡眠**

小时

✏️ **笔记**

知食记 *Foodie's Journal*

日期：　／　／

🕐 早餐 *Breakfast*

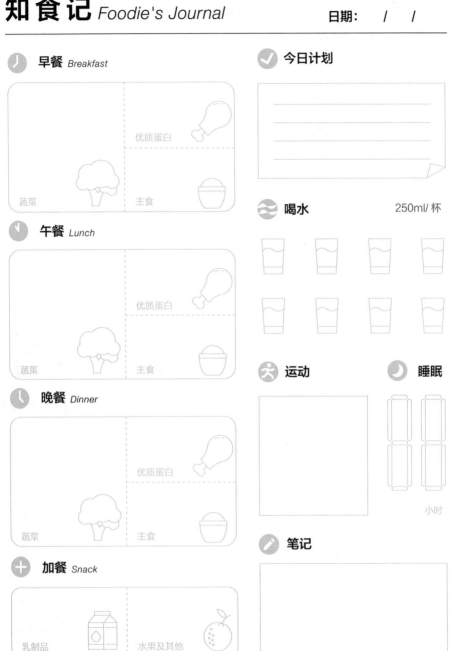

优质蛋白

蔬菜　　　　　　主食

🕐 午餐 *Lunch*

优质蛋白

蔬菜　　　　　　主食

🕐 晚餐 *Dinner*

优质蛋白

蔬菜　　　　　　主食

➕ 加餐 *Snack*

乳制品　　　　　水果及其他

✅ 今日计划

〰 喝水　　　　　　250ml/ 杯

⚡ 运动　　　　🌙 睡眠

小时

✏ 笔记

知食记 *Foodie's Journal*

日期: / /

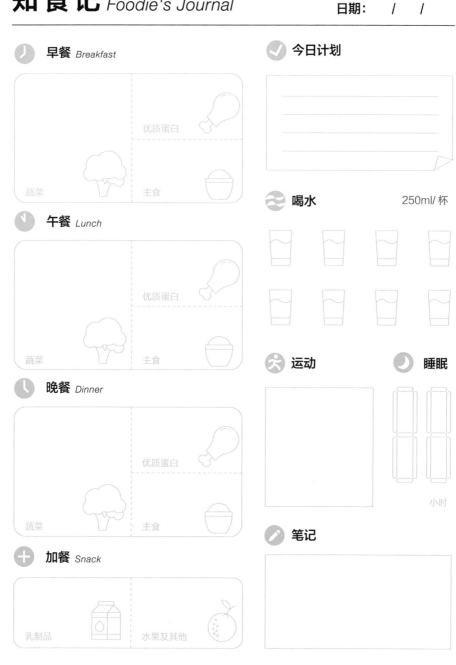

早餐 *Breakfast*

优质蛋白

蔬菜   主食

午餐 *Lunch*

优质蛋白

蔬菜   主食

晚餐 *Dinner*

优质蛋白

蔬菜   主食

加餐 *Snack*

乳制品   水果及其他

今日计划

喝水   250ml/ 杯

运动   睡眠

小时

笔记

知食记 *Foodie's Journal*

日期： / /

🕐 **早餐** *Breakfast*

优质蛋白

蔬菜　　　　　　主食

🕐 **午餐** *Lunch*

优质蛋白

蔬菜　　　　　　主食

🕐 **晚餐** *Dinner*

优质蛋白

蔬菜　　　　　　主食

➕ **加餐** *Snack*

乳制品　　　　　水果及其他

✅ **今日计划**

〰️ **喝水**　　　　　250ml/ 杯

🏃 **运动**　　　　🌙 **睡眠**

小时

✏️ **笔记**

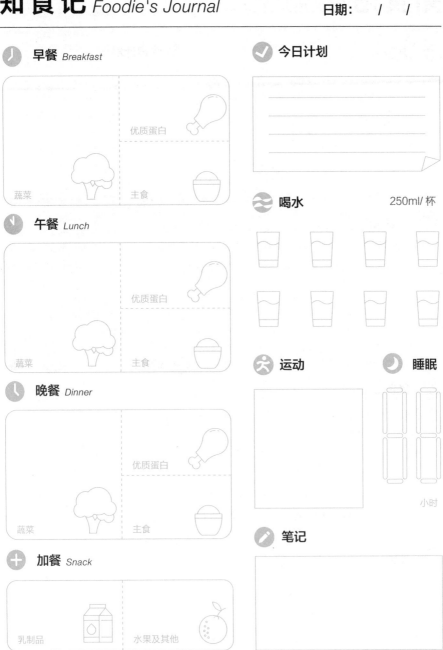

知食记 *Foodie's Journal*

日期：　　/　　/

🕐 **早餐** *Breakfast*

优质蛋白

蔬菜　　　　　　主食

🕐 **午餐** *Lunch*

优质蛋白

蔬菜　　　　　　主食

🕐 **晚餐** *Dinner*

优质蛋白

蔬菜　　　　　　主食

➕ **加餐** *Snack*

乳制品　　　　　　水果及其他

✅ **今日计划**

🌊 **喝水**　　　　　　250ml/ 杯

🏃 **运动**　　　　🌙 **睡眠**

小时

✏️ **笔记**

知食记 *Foodie's Journal*

日期： ／ ／

🕐 **早餐** *Breakfast*

优质蛋白

蔬菜　　　　　主食

🕐 **午餐** *Lunch*

优质蛋白

蔬菜　　　　　主食

🕐 **晚餐** *Dinner*

优质蛋白

蔬菜　　　　　主食

➕ **加餐** *Snack*

乳制品　　　　水果及其他

✅ **今日计划**

〰️ **喝水**　　　250ml/ 杯

☀️ **运动**

🌙 **睡眠**

小时

✒️ **笔记**

知 食 记 *Foodie's Journal*

日期: / /

早餐 *Breakfast*

优质蛋白

蔬菜　　　　主食

午餐 *Lunch*

优质蛋白

蔬菜　　　　主食

晚餐 *Dinner*

优质蛋白

蔬菜　　　　主食

加餐 *Snack*

乳制品　　　　水果及其他

今日计划

喝水　　　　250ml/ 杯

运动　　　　**睡眠**

小时

笔记

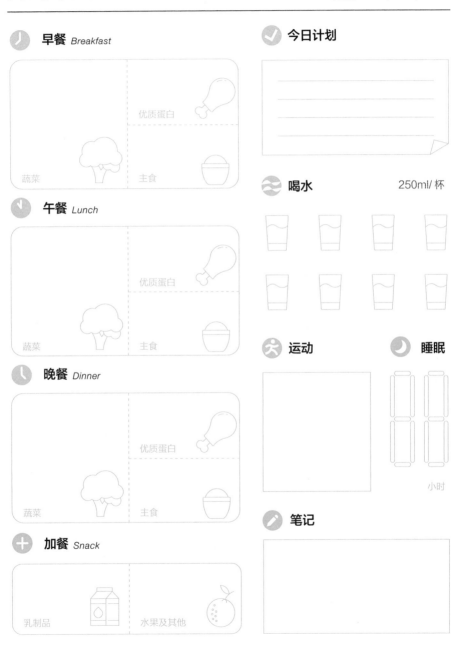

知食记 *Foodie's Journal*

日期： / /

🕐 **早餐** *Breakfast*

优质蛋白

蔬菜　　　　　主食

🕐 **午餐** *Lunch*

优质蛋白

蔬菜　　　　　主食

🕐 **晚餐** *Dinner*

优质蛋白

蔬菜　　　　　主食

➕ **加餐** *Snack*

乳制品　　　　水果及其他

✅ **今日计划**

〰️ **喝水**　　　　250ml/ 杯

🏃 **运动**　　　　🌙 **睡眠**

小时

✏️ **笔记**

知食记 *Foodie's Journal*

日期： / /

🕐 早餐 *Breakfast*

优质蛋白

蔬菜　　　　　主食

🕐 午餐 *Lunch*

优质蛋白

蔬菜　　　　　主食

🕐 晚餐 *Dinner*

优质蛋白

蔬菜　　　　　主食

➕ 加餐 *Snack*

乳制品　　　　水果及其他

✔ 今日计划

〜 喝水　　　250ml/ 杯

✕ 运动　　　🌙 睡眠

小时

✎ 笔记

知食记 *Foodie's Journal*

日期: / /

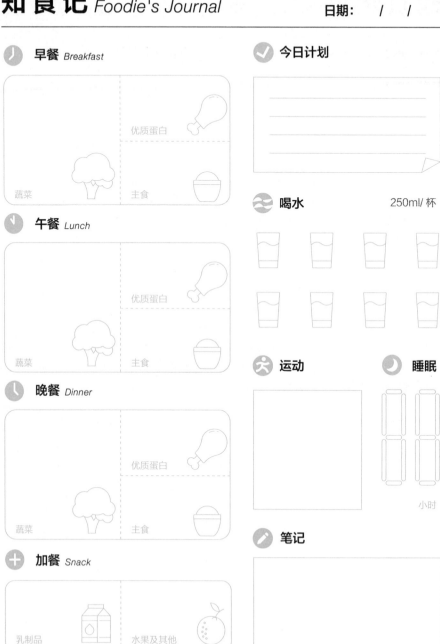

早餐 *Breakfast*

优质蛋白

蔬菜　　　　主食

午餐 *Lunch*

优质蛋白

蔬菜　　　　主食

晚餐 *Dinner*

优质蛋白

蔬菜　　　　主食

加餐 *Snack*

乳制品　　　　水果及其他

今日计划

喝水

250ml/ 杯

运动

睡眠

小时

笔记

知 食 记 *Foodie's Journal*

日期： / /

早餐 *Breakfast*

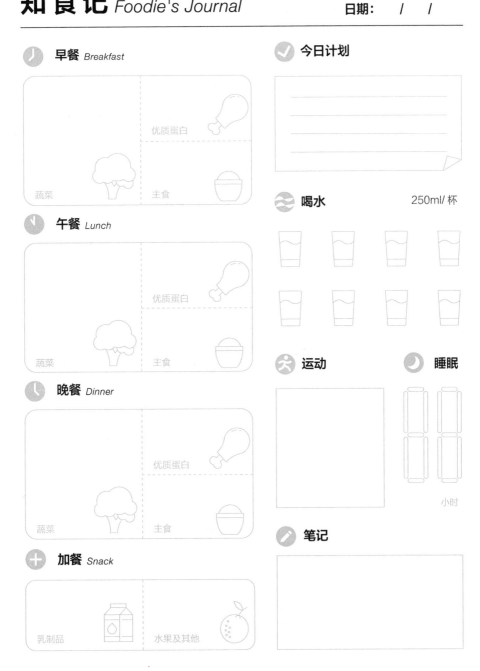

优质蛋白

蔬菜　　　　　　　主食

午餐 *Lunch*

优质蛋白

蔬菜　　　　　　　主食

晚餐 *Dinner*

优质蛋白

蔬菜　　　　　　　主食

加餐 *Snack*

乳制品　　　　　　水果及其他

今日计划

喝水　　　　　　250ml/ 杯

运动　　　　　睡眠

小时

笔记

知食记 *Foodie's Journal*

日期：　／　／

🕐 **早餐** *Breakfast*

优质蛋白

蔬菜　　主食

🕐 **午餐** *Lunch*

优质蛋白

蔬菜　　主食

🕐 **晚餐** *Dinner*

优质蛋白

蔬菜　　主食

➕ **加餐** *Snack*

乳制品　　水果及其他

✅ **今日计划**

🌊 **喝水**　　250ml/ 杯

🏃 **运动**　　🌙 **睡眠**

小时

🖊 **笔记**

知食记 *Foodie's Journal*

日期： / /

🕐 **早餐** *Breakfast*

优质蛋白

蔬菜　　　主食

🕐 **午餐** *Lunch*

优质蛋白

蔬菜　　　主食

🕐 **晚餐** *Dinner*

优质蛋白

蔬菜　　　主食

➕ **加餐** *Snack*

乳制品　　　水果及其他

✅ **今日计划**

〰️ **喝水**　　250ml/ 杯

🏃 **运动**　　　🌙 **睡眠**

小时

🖊 **笔记**

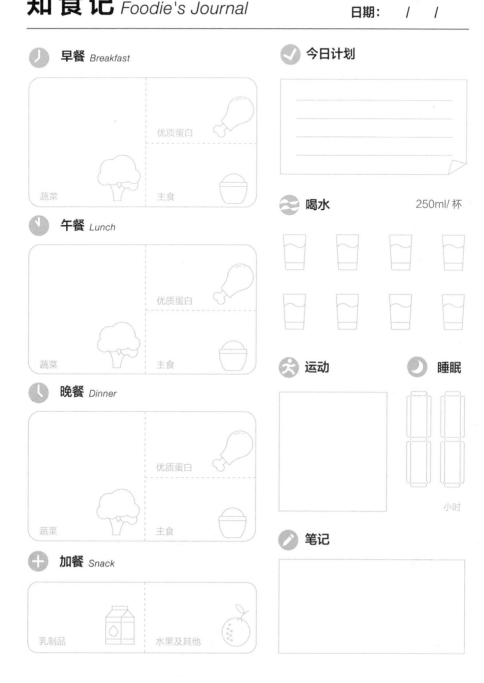

知 食 记 *Foodie's Journal*

日期： / /

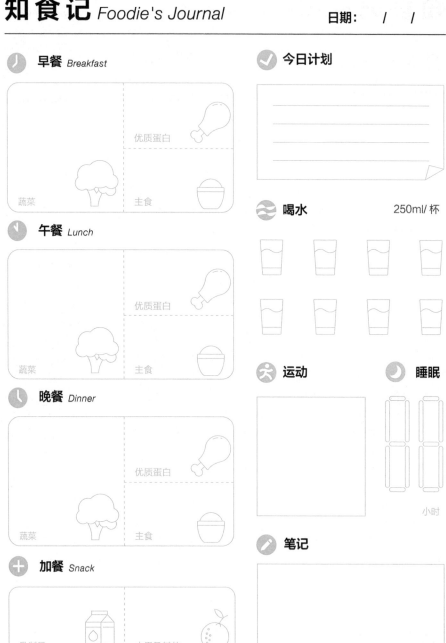

🕐 **早餐** *Breakfast*

优质蛋白

蔬菜　　主食

🕐 **午餐** *Lunch*

优质蛋白

蔬菜　　主食

🕐 **晚餐** *Dinner*

优质蛋白

蔬菜　　主食

➕ **加餐** *Snack*

乳制品　　水果及其他

✅ **今日计划**

🌊 **喝水**　　　　250ml/ 杯

🏃 **运动**　　　　🌙 **睡眠**

小时

✏️ **笔记**

知食记 *Foodie's Journal*

日期： ／ ／

🕐 **早餐** *Breakfast*

优质蛋白

蔬菜　　　　主食

🕐 **午餐** *Lunch*

优质蛋白

蔬菜　　　　主食

🕐 **晚餐** *Dinner*

优质蛋白

蔬菜　　　　主食

➕ **加餐** *Snack*

乳制品　　　　水果及其他

✅ **今日计划**

〜 **喝水**　　　250ml/ 杯

✖ **运动**　　　🌙 **睡眠**

小时

✏ **笔记**

知食记 *Foodie's Journal*

日期：　/　/

🕐 **早餐** *Breakfast*

优质蛋白

蔬菜 | 主食

🕐 **午餐** *Lunch*

优质蛋白

蔬菜 | 主食

🕐 **晚餐** *Dinner*

优质蛋白

蔬菜 | 主食

➕ **加餐** *Snack*

乳制品 | 水果及其他

✔️ **今日计划**

〰️ **喝水**　　　　250ml/ 杯

🏃 **运动**　　　　🌙 **睡眠**

小时

✏️ **笔记**

知食记 *Foodie's Journal*

日期：　/　/

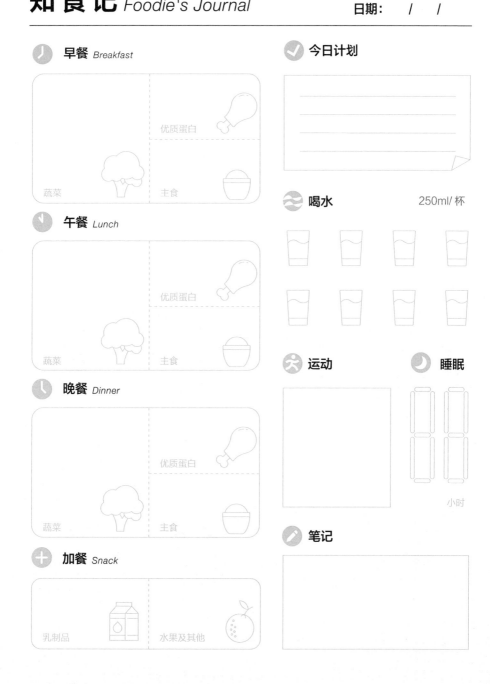

早餐 *Breakfast*

优质蛋白

蔬菜　　　　　主食

午餐 *Lunch*

优质蛋白

蔬菜　　　　　主食

晚餐 *Dinner*

优质蛋白

蔬菜　　　　　主食

加餐 *Snack*

乳制品　　　　水果及其他

今日计划

喝水　　　　250ml/ 杯

运动　　　　睡眠

小时

笔记

知食记 *Foodie's Journal*

日期： / /

🕐 **早餐** *Breakfast*

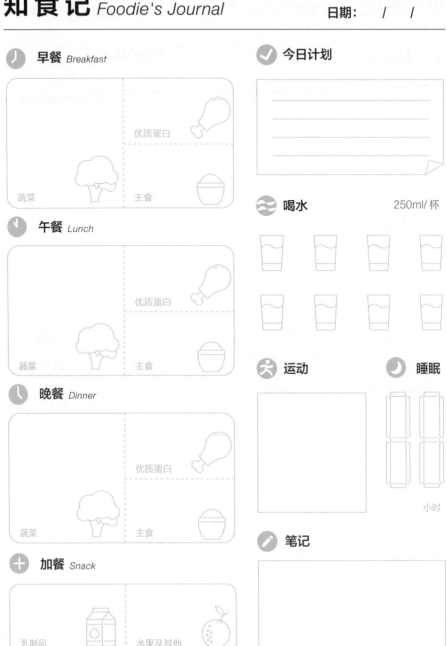

优质蛋白

蔬菜　　　主食

🕐 **午餐** *Lunch*

优质蛋白

蔬菜　　　主食

🕐 **晚餐** *Dinner*

优质蛋白

蔬菜　　　主食

➕ **加餐** *Snack*

乳制品　　　水果及其他

✅ **今日计划**

💧 **喝水**　　250ml/ 杯

🏃 **运动**　　🌙 **睡眠**

小时

✏️ **笔记**

知食记 *Foodie's Journal*

日期： / /

🕐 **早餐** *Breakfast*

优质蛋白

蔬菜　　　　主食

🕐 **午餐** *Lunch*

优质蛋白

蔬菜　　　　主食

🕐 **晚餐** *Dinner*

优质蛋白

蔬菜　　　　主食

➕ **加餐** *Snack*

乳制品　　　　水果及其他

✅ **今日计划**

〰 **喝水** 250ml/ 杯

🏃 **运动**　　　🌙 **睡眠**

小时

✏ **笔记**

知食记 *Foodie's Journal*

日期: / /

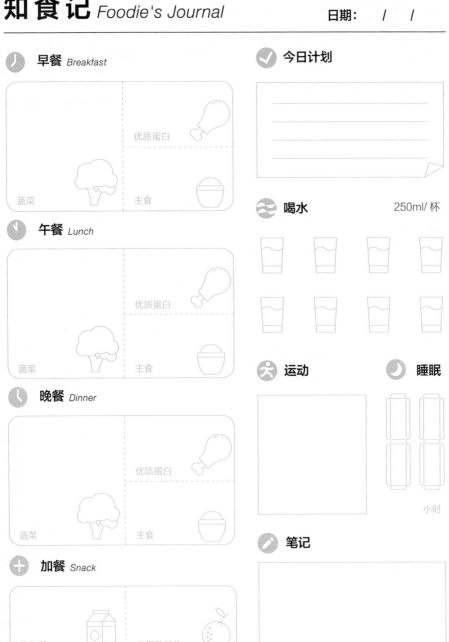

🕐 **早餐** *Breakfast*

优质蛋白

蔬菜　　　主食

🕐 **午餐** *Lunch*

优质蛋白

蔬菜　　　主食

🕐 **晚餐** *Dinner*

优质蛋白

蔬菜　　　主食

➕ **加餐** *Snack*

乳制品　　　水果及其他

✅ **今日计划**

〜 **喝水**　　　250ml/ 杯

🏃 **运动**　　🌙 **睡眠**

小时

🖊 **笔记**

知食记 *Foodie's Journal*

日期： /　 /

早餐 *Breakfast*

优质蛋白

蔬菜　　　　　主食

午餐 *Lunch*

优质蛋白

蔬菜　　　　　主食

晚餐 *Dinner*

优质蛋白

蔬菜　　　　　主食

加餐 *Snack*

乳制品　　　　水果及其他

今日计划

喝水　　　　250ml/ 杯

运动　　　　睡眠

小时

笔记

知食记 *Foodie's Journal*

日期： / /

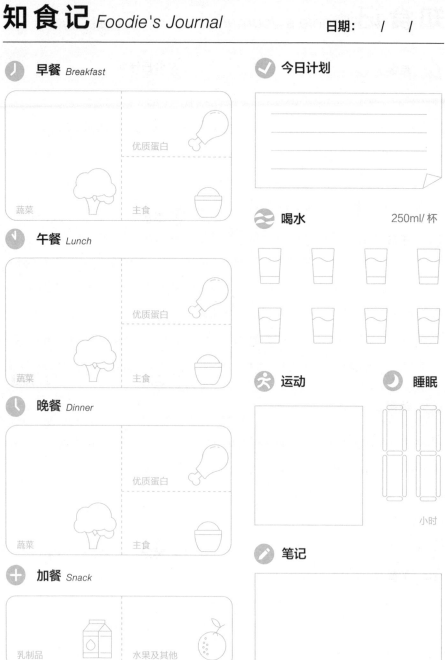

🕐 **早餐** *Breakfast*

优质蛋白
蔬菜   主食

🕐 **午餐** *Lunch*

优质蛋白
蔬菜   主食

🕐 **晚餐** *Dinner*

优质蛋白
蔬菜   主食

➕ **加餐** *Snack*

乳制品   水果及其他

✔️ **今日计划**

🌊 **喝水**   250ml/ 杯

☀️ **运动**

🌙 **睡眠**

小时

✏️ **笔记**

知 食 记 *Foodie's Journal*

日期: / /

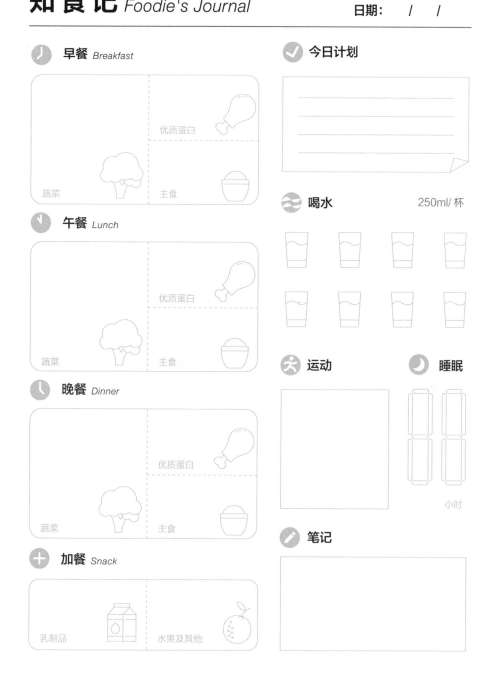

早餐 *Breakfast*

优质蛋白

蔬菜　　　　　　主食

午餐 *Lunch*

优质蛋白

蔬菜　　　　　　主食

晚餐 *Dinner*

优质蛋白

蔬菜　　　　　　主食

加餐 *Snack*

乳制品　　　　　水果及其他

今日计划

喝水　　　　　　250ml/ 杯

运动　　　　　　睡眠

小时

笔记

知食记 *Foodie's Journal*

日期： / /

🕐 **早餐** *Breakfast*

优质蛋白

蔬菜　　　　　主食

🕐 **午餐** *Lunch*

优质蛋白

蔬菜　　　　　主食

🕐 **晚餐** *Dinner*

优质蛋白

蔬菜　　　　　主食

➕ **加餐** *Snack*

乳制品　　　　水果及其他

✔️ **今日计划**

〰️ **喝水**　　　　　250ml/杯

🏃 **运动**　　　　🌙 **睡眠**

小时

✏️ **笔记**

知食记 *Foodie's Journal*

日期：　／　／

🕐 **早餐** *Breakfast*

优质蛋白

蔬菜　　主食

🕐 **午餐** *Lunch*

优质蛋白

蔬菜　　主食

🕐 **晚餐** *Dinner*

优质蛋白

蔬菜　　主食

➕ **加餐** *Snack*

乳制品　　水果及其他

✅ **今日计划**

〰️ **喝水**　　　　250ml/ 杯

🏃 **运动**　　　　🌙 **睡眠**

小时

🖊️ **笔记**

知食记 *Foodie's Journal*

日期： / /

🕐 **早餐** *Breakfast*

优质蛋白

蔬菜　　　　主食

🕐 **午餐** *Lunch*

优质蛋白

蔬菜　　　　主食

🕐 **晚餐** *Dinner*

优质蛋白

蔬菜　　　　主食

➕ **加餐** *Snack*

乳制品　　　　水果及其他

✅ **今日计划**

🌊 **喝水**　　　　250ml/ 杯

💪 **运动**　　　　🌙 **睡眠**

小时

✍ **笔记**

知食记 *Foodie's Journal*

日期：　／　／

🕐 早餐 *Breakfast*

优质蛋白

蔬菜　　　主食

🕐 午餐 *Lunch*

优质蛋白

蔬菜　　　主食

🕐 晚餐 *Dinner*

优质蛋白

蔬菜　　　主食

➕ 加餐 *Snack*

乳制品　　　水果及其他

✔ 今日计划

🌊 喝水　　　250ml/ 杯

🏃 运动

🌙 睡眠

小时

✏ 笔记

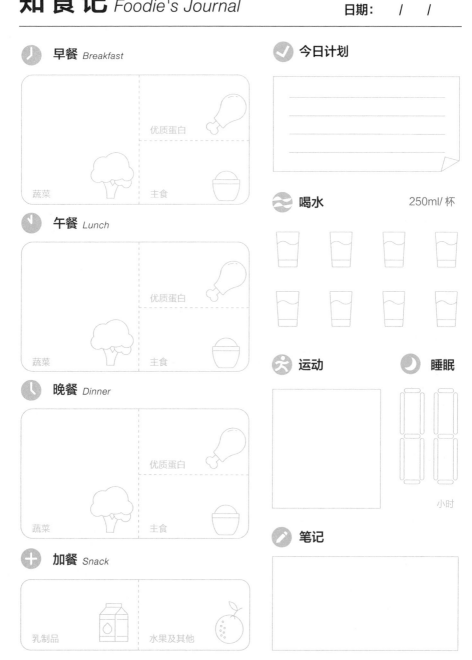

知 食 记 *Foodie's Journal*

日期：　／　／

早餐 *Breakfast*

优质蛋白

蔬菜　　　　主食

午餐 *Lunch*

优质蛋白

蔬菜　　　　主食

晚餐 *Dinner*

优质蛋白

蔬菜　　　　主食

加餐 *Snack*

乳制品　　　　水果及其他

今日计划

喝水　　　　250ml/ 杯

运动　　　　**睡眠**

小时

笔记

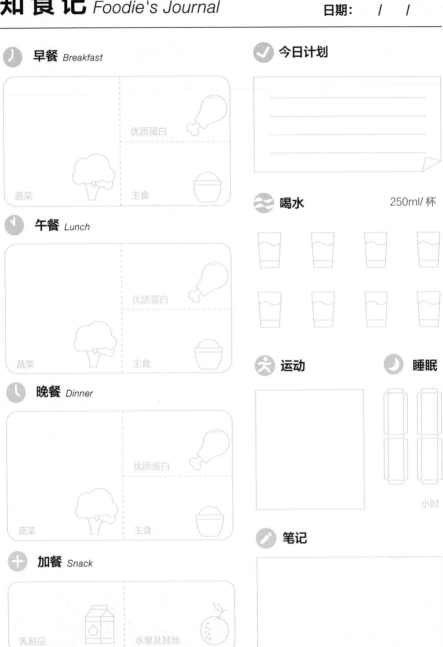

知食记 *Foodie's Journal*

日期：　/　/

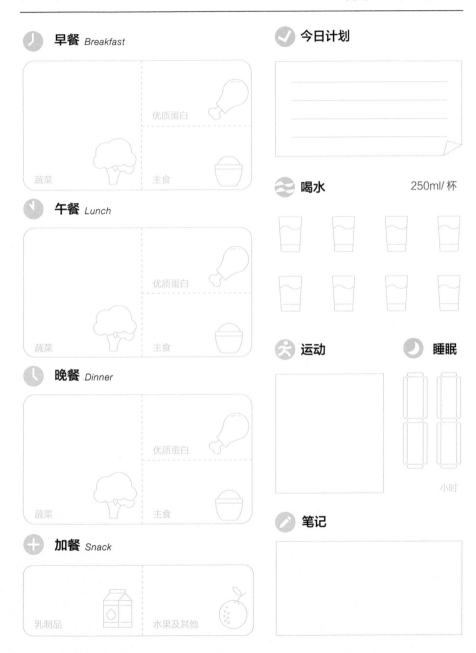

🕐 **早餐** *Breakfast*

优质蛋白

蔬菜　　　　　主食

🕐 **午餐** *Lunch*

优质蛋白

蔬菜　　　　　主食

🕐 **晚餐** *Dinner*

优质蛋白

蔬菜　　　　　主食

➕ **加餐** *Snack*

乳制品　　　　水果及其他

✓ **今日计划**

〰 **喝水**　　　　　250ml/ 杯

🏃 **运动**　　　🌙 **睡眠**

小时

✏ **笔记**

知食记 *Foodie's Journal*

日期： / /

🕐 **早餐** *Breakfast*

优质蛋白

蔬菜 主食

🕐 **午餐** *Lunch*

优质蛋白

蔬菜 主食

🕐 **晚餐** *Dinner*

优质蛋白

蔬菜 主食

➕ **加餐** *Snack*

乳制品 水果及其他

✅ **今日计划**

〰️ **喝水** 250ml/ 杯

🏃 **运动** 🌙 **睡眠**

小时

✏️ **笔记**